AF411126

Fibromialgia

Tratamiento biopsicosocial: curarse es posible

Fibromialgia

Tratamiento biopsicosocial:
curarse es posible

Dr. Pedro Castillo

con la colaboración de
Pablo Palazuelo

Agradecimientos

«No se debe confundir la verdad con la opinión de la mayoría» (Jean Cocteau, escritor e intelectual francés, 1889-1963).

Este es un libro sobre la verdadera causa de la fibromialgia (FM) y cómo debe ser el proceso terapéutico para acercar a la solución del problema al mayor número de enfermos. Para ello, debía ser escrito por un médico independiente de gremios y de intereses ajenos al bien del enfermo. Por eso, es, primero, un libro humano y, luego, un documento médico, escrito con la veteranía de la edad, el conocimiento del enfermo, la ciencia aprendida y la ética de quien solo se debe a la buena conciencia.

Va dedicado a múltiples grupos de personas. A mis padres, Carmen y Pedro, porque con su honradez me enseñaron lo que es ser una buena persona y, con su laboriosa vida, me dieron la oportunidad de dedicarme sólo a estudiar y enseñar. A mi esposa, por ser la continuidad de ellos, ya ausentes, y coautora en la sombra, pues conoce a todos los enfermos y ha revisado el libro durante todo el proceso de redacción.

Al escritor Pablo Palazuelo (Madrid), por su lectura crítica y correcciones del manuscrito, así como por la portada, la edición en Amazon y los aspectos logísticos, permitiéndome una dedicación exclusiva a la FM y a los enfermos.

Al fisioterapeuta y docente Rubén Tovar Ochovo (Madrid), que ha aceptado revisar 2 capítulos; el 10º, dedicado al ejercicio físico terapéutico; y el 11º, sobre las terapias alternativas. Sus comentarios independientes han enriquecido sobremanera el texto. Ambos somos muy críticos con todas las autodenominadas «terapias», pero que no aportan suficiente evidencia científica para ser recomendadas por las autoridades sanitarias.

A la psicóloga Dra. Maite Carrillo, profesora en la Universidad de Santiago de Compostela (Galicia), que me ha facilitado el Cuestionario de FM (FSQ), cuyo equipo multidisciplinar ha validado en español, proporcionando un documento muy útil para el diagnóstico de la enfermedad por el médico de familia. La cito varias veces en el capítulo 4º, en el que doy a conocer la necesidad de usar el nuevo diagnóstico.

A la filóloga y profesora Alicia Pérez, cuya aportación ha sido excepcional y ha reafirmado, con total independencia y libertad de criterio, mi tesis causal de la FM. Será mencionada de forma extensa en 3 capítulos:

el 5º, sobre la mente; el 6º, sobre la causa y patogenia; y el 9º, sobre las psicoterapias y autoayuda.

A otras enfermas, como Pepi Calaf, Ana García, Paula Aparicio, Elisa Fernández, Antoñita Fernández, Virginia Montseny y Uma Evelia, que han aceptado leer algún capítulo antes de publicar el libro, para ayudarme a reflejar más fielmente la realidad de su dolencia.

A las decenas de enfermas, de España e Hispanoamérica, que me han autorizado a rubricar con su nombre y apellido los testimonios reales que ilustran su experiencia. Son un retrato emotivo de su sufrimiento por el dolor y su desconsuelo por la incomprensión. Hablo de mujeres, porque los hombres son meras anécdotas en la FM. No obstante, aunque me pese, no usaré el género femenino (la enferma, la paciente), sino el género neutro (el enfermo, el paciente), pues con que haya unos cuantos hombres sería injusto desconsiderarlos.

Termino con mi reconocimiento especial a un ilustre reumatólogo: el Dr. Manuel Martínez-Lavín (Mexico). Sus estudios y divulgación pública de la teoría neurovegetativa, para explicar la patogenia de la FM, han sido fundamentales para el capítulo 6º, permitiéndome integrar mi tesis causal psicógena con su tesis neurógena, llevando a una aportación clave del libro, como es el complejo mecanismo que enlaza la indiscutible naturaleza biopsicosocial de la FM con la cadena de reacciones del organismo, que dan lugar a la variada sintomatología del síndrome fibromiálgico y a su tratamiento causal.

Dr. Pedro Castillo

11 de enero de 2018

Prólogo

«Curar a veces, aliviar a menudo, escuchar siempre (*Guérir parfois, soulager souvent, écouter toujours)*» (Dr. Louis Pasteur, microbiólogo, 1822-1895, Francia).

Estas palabras, que evocan el deber sagrado de todo médico, datan del siglo XIX y se atribuyen a uno de los grandes científicos de la Historia. A él debemos la introducción de la vacuna antirrábica, entre otros memorables descubrimientos. Pues bien, imagino que si usted padece fibromialgia (FM), en este momento es muy probable que piense: «Sí, la frase está muy bien, pero ¿qué tiene que ver con mi desastrosa situación, en la que mi médico no me escucha, los medicamentos no me alivian y, a propósito de curarme, no hay nada de nada, porque no se sabe la causa que origina esta enfermedad?».

Este es similar a uno de los múltiples testimonios de pacientes que aparecen en el libro. Tienen el valor de lo real, porque, además de ilustrar los diversos aspectos de la FM, reflejan el sentir mayoritario, el que me han trasmitido centenares de enfermos de España e Hispanoamérica. Por eso, me hago eco de sus quejas y reivindicaciones, con citas textuales sobre su sinvivir con la FM y su desesperante peregrinaje médico en búsqueda de una solución que no han encontrado. «Cuando, al mirar nuestro historial, vean que padecemos FM, les rogamos que no nos miren como apestados. A veces salgo de la consulta más hundida que como estaba antes de entrar», suplica Paula Aparicio a los médicos (octubre de 2017).

Por eso, era necesario un libro con las respuestas al problema. Frente a lo que he dado en llamar el fracaso de la FM, este es un libro de soluciones. De ahí que su lema sea esperanzador: curarse es posible. Para ello, mi principal objetivo es demostrar que, si todos los protagonistas de la enfermedad (pacientes y su entorno, médicos u otros profesionales de la salud y autoridades sanitarias) pasamos a lo práctico y aplicamos con eficiencia lo mucho que ya sabemos y lo nuevo que aportaré, solo hay una conclusión posible: la curación de la FM está aquí. Sí, hablo de la curación de no pocos pacientes, en el mismo sentido que, por ejemplo, curamos una depresión crónica o tenemos controlado un lupus sistémico.

«Curar con frecuencia, aliviar casi siempre, consolar siempre» es el objetivo que este libro propone para la FM a partir de 2018. Basta con derribar barreras y abolir falsas creencias, mitos y tabúes sobre la enfermedad (p. ej., ¿física o mental?). Ello requiere un planteamiento audaz, pragmático, sin corporativismos profesionales (¿Qué médico debe tratar la FM?) y que se centre en el bien del paciente. La solución a su sufrimiento ha de pasar por una Medicina de la totalidad, caracterizada por un enfoque biopsicosocial de la enfermedad.

Sé que muchos médicos y otros sanitarios me replicarán: «Pero si lo de un tratamiento integral y multidisciplinar de la FM ya se viene diciendo desde hace más de 10 años». ¿Qué tiene eso de nuevo, me preguntarán? Sin ir más lejos, en 2010, ya se escribió: «La FM constituye un gran problema sanitario por los numerosos especialistas implicados en su diagnóstico y tratamiento y la multitud de tratamientos propuestos con o sin eficacia» (Dr. Cayetano Alegre y cols., Documento de Consenso interdisciplinar para el tratamiento de la FM, Actas Españolas de Psiquiatría).

Asimismo, las autoridades sanitarias españolas se han esforzado en promulgar recomendaciones para la mejor formación de los médicos en esta patología. La Consejería de Sanidad de Murcia (España) declaraba: «La FM representa un 10-20% de las consultas de Reumatología o un 5-6% de las de Atención Primaria y suele paralizar o alterar el ritmo vital de las personas que la sufren. Por ese motivo, nos hemos marcado el reto de actualizar los conocimientos para ofrecer a los enfermos la mejor calidad de vida» (Protocolo de atención a pacientes con FM. 2010).

Igual objetivo promulgaba nuestro Ministerio de Sanidad Política Social e Igualdad (Gobierno de España): «Contribuir a un mayor conocimiento de la FM por los profesionales sanitarios, basado en la mejor evidencia científica disponible. Se pretende ayudar, sobre todo, a los equipos de atención primaria en la toma de decisiones sobre su diagnóstico y tratamiento, con unas pautas comunes de actuación» (Fibromialgia. Documento de Consenso. 2011).

Ciertamente, son 3 buenos ejemplos de iniciativas sanitarias en pro de la FM y dirigidas a los médicos y demás sanitarios. De ello hace 7-8 años. Sin embargo, la realidad de muchos pacientes es otra: la asistencia sanitaria integral y basada en el conocimiento, que debería ofrecérseles, dista mucho que desear. El Dr. Manuel Martínez-Lavín (reumatólogo de referencia en este libro) ponía el dedo en la llaga: «La existencia de especialidades médicas fragmenta de manera artificial al paciente y su sufrimiento. Este modelo es difícil que entienda enfermedades complejas como la FM».

Por otra parte, ¿cómo es posible que, pese a tantos documentos oficiales y voluntariosas declaraciones de principios, los enfermos de FM se encuentren tan desamparados? Solo hay una respuesta: el escaso pragmatismo en su aplicación, de modo que todo eso no se ha trasladado con eficacia al paciente. Ya es hora de pasar de las buenas intenciones y publicaciones científicas a la práctica. Y ha de ser con urgencia, porque el sufrimiento de estos enfermos no puede esperar más. Que no ocurra aquello de que «si no quieres resolver un problema, crea una comisión». Es necesaria una Medicina traslacional que convierte las palabras en hechos.

¿Cómo es posible que, conociendo mucho de lo que necesitan, estos enfermos sigan sumidos en la desesperación? Hace 60 años de la introducción de la psicoterapia cognitiva. Hace 50 años que se definió la moderna ciencia de la fisioterapia como uno de los pilares básicos de la terapéutica. Hace 28 años que se definieron los primeros criterios diagnósticos de FM. Hace 14 años que disponemos de la duloxetina, un prototipo de los psicofármacos útiles para la FM. Hace más de 10 años que disponemos de la pregabalina, muy estudiada en el dolor neuropático. Todo está ahí y desde hace tiempo, pero los enfermos siguen sin soluciones.

¿Dónde está la solución al problema de la FM? «Si buscas resultados distintos, no hagas siempre lo mismo», decía el sabio Albert Einstein. Por eso, hay que hacer la revolución de la FM, un cambio profundo que encienda la luz en el negro presente de estos enfermos.

El cambio que aporta y promueve este libro deriva de identificar la causa y describir los mecanismos generadores de los síntomas de la FM, de modo que se pueda aplicar un tratamiento causal, esto es, resolutivo. Diferenciaré 3 conceptos: la etiología (el origen común a todos los pacientes); las concausas o cofactores; y la patogenia (cascada de procesos generadores de los síntomas). La fuerza de la convicción la obtengo del hecho de que el modelo causal que se expone en el capítulo 6° es el único que lo explica todo con coherencia y verosimilitud. Además, no hay otro modelo posible en la fisiopatología humana.

Por todo lo anterior, este no es un libro más sobre la FM. Por un lado, es un texto que combina la Medicina basada en la evidencia con la elocuencia de quien se rebela contra el inmovilismo del «todavía no se conoce la causa ni tiene cura». Por otro, va dirigido a todos los protagonistas de la enfermedad y su tratamiento, con el ánimo de que quede claro lo que cada uno debe hacer para acelerar el proceso de traslado de las soluciones a los enfermos.

Los enfermos: ¿qué preguntas suyas son respondidas?

Pretendo que sea un texto de consulta para que los pacientes, las asociaciones de FM y los grupos de apoyo sepan lo que se puede hacer por ellos, pero también lo que a ellos les toca realizar. Para cada uno de los 11 capítulos (cada número indica el capítulo correspondiente), la pregunta seleccionada intenta reflejar la inquietud del sector.

1. ¿Por qué padezco FM? ¿Cuáles han sido mis factores de riesgo?
2. ¿Es posible que un conocido diga tener FM y, sin embargo, no veo que sufra como yo?
3. ¿Debe seguir usándose el diagnóstico de los puntos sensibles?
4. ¿Qué especialista médico debe llevar mi enfermedad?
5. ¿Por qué muchos médicos piensan que somos hipocondríacos y que exageramos los síntomas?
6. ¿Cuál es la verdadera causa de la FM? ¿Es física o mental?
7. ¿Cómo puedo conseguir que el médico me escuche y me informe?
8. ¿Por qué somos tantos los que no mejoramos con los medicamentos?
9. ¿Debo ir al psicólogo? ¿Son útiles los consejos de autoayuda?
10. ¿Debo hacer ejercicio físico pese al intenso dolor y la gran fatiga?
11. ¿Son útiles los remedios naturales y terapias alternativas que se anuncian para la FM?

Los médicos y otros sanitarios: ¿qué les aporto y a qué preguntas respondo?

También va dirigido a los profesionales de las Ciencias de la Salud que intervienen en los equipos multidisciplinares de FM (médicos de familia, psiquiatras, psicólogos clínicos, reumatólogos, neurólogos, terapeutas físicos, unidad del dolor y otros). ¿Qué les ruego? A las autoridades sanitarias, que velen por el cumplimiento de las recomendaciones que escribieron en sus documentos oficiales. A los médicos, que se pongan de acuerdo, sin pugnas por la prevalencia de su respectiva especialidad. El paciente es lo que importa.

Para cada uno de los 11 capítulos, estas son las respectivas cuestiones a responder:

1. ¿Qué patologías deben diferenciarse de la FM y cuáles pueden asociarse a ella?
2. ¿Cuáles son las causas sanitarias del fracaso de la FM y como solucionarlas?
3. ¿Son vigentes en 2018 los criterios diagnósticos ACR 1990?
4. ¿Se dispone ya de un cuestionario diagnóstico de FM para el médico de familia?
5. ¿Por qué la FM es hoy casi exclusiva de la mujer?
6. ¿Es serio y responsable hablar de la identificación de la causa de la FM? ¿Qué evidencia hay sobre el mecanismo patogénico que explicaría casi todos los síntomas?
7. ¿Qué utilidad tiene hablar de la clasificación en tipos de FM?
8. ¿Cuál es el grado de recomendación de los 10 principales medicamentos antiFM?
9. ¿Por qué la psicoterapia cognitivo-conductual es tan importante para el enfermo?
10. ¿Cuál es el tipo de ejercicio físico más adecuado?
11. ¿Cuáles son las implicaciones terapéuticas de la clasificación en grados de FM?

Los familiares y la sociedad: ¿qué les aporto y a qué preguntas respondo?

«Comprender mejor al enfermo, sabiendo lo que le ocurre y por qué» es lo que le ofrezco. Ya lo remarcaba el Ministerio de Sanidad de España: «A medida que mejora el conocimiento de la sociedad sobre la FM, el soporte a los enfermos proporcionado por familiares, amigos y compañeros de trabajo contribuye a crear una red social que facilita su adaptación a las dificultades que esta enfermedad crónica introduce en su vida relacional diaria» (Documento de Consenso sobre FM, 2011).

Estas son algunas de las preguntas que responderé en los respectivos capítulos:

1. ¿Por qué la FM es tan frecuente?
2. ¿Por qué estos enfermos se quejan tanto de los médicos y los medicamentos?
3. ¿Cómo diagnostica el médico la FM?
4. ¿Además de dolor y cansancio, hay otros síntomas?
5. ¿Influye el tipo de personalidad en que se llegue a padecer FM?
6. ¿Es una enfermedad reumatológica, psicológica, neurológica u hormonal?

7. ¿Son iguales todos los enfermos o hay tipos distintos de FM?
8. ¿Hay algún medicamento que la cure?
9. ¿Son importantes los consejos de autoayuda para la FM?
10. ¿Se puede recomendar ejercicio físico a un enfermo con dolor crónico?
11. ¿Son útiles los remedios naturales sin químicos?

Por último, no olvidemos que la Medicina no es solo ciencia, sino también humanismo. Hay que reivindicar el valor terapéutico de la empatía en la relación médico-enfermo. «Nunca he tenido tanta confianza con un médico, por esa calidad y humanidad. Gracias por el bien que nos está haciendo. Tenemos un médico amigo», me decía Manuela Fernández (Grupo FM con positivismo). Y eso es a lo que yo aspiro: a que llegue un día en que ningún paciente fibromiálgico se queje de su médico. Esto indicará que la revolución de la FM ha traído la victoria de la solución.

Introducción: derribando los mitos sobre la FM

I.1   El caos asistencial de la FM: el testimonio de Ana García

«Yo no puedo más con estos dolores. Son insoportables. En la unidad del dolor, me atendieron bastante mal. El médico ni siquiera me miró y me dijo que todavía estaban investigando la FM y que no había nada para mi dolor, por lo que, si me dolía, debía tomar Nolotil. También recalcó que hiciera ejercicio porque, de lo contrario, me quedaría en una silla de ruedas. ¡Salí desconsolada! Me dijo que quienes me tenían que tratar eran mi médico de cabecera y el psiquiatra. Pero no se aclaran, porque mi médico de familia me trata con morfina y el psiquiatra no quiere que la deje, mientras que en la Unidad del Dolor me recomiendan dejar ese tratamiento. Mi vida es un infierno y a veces pienso que no quiero vivir si toda mi vida va a ser así. ¡Estoy desesperada! ¿Dr. Castillo, qué me recomienda?» (Ana García, mi foro en Facebook, 25 de junio de 2017).

El testimonio de esta paciente refleja un fracaso de su asistencia médica. En la narración de Ana, suponiendo que el diagnóstico de FM sea correcto, he encontrado diversos errores sobre los que el libro propondrá soluciones en los capítulos dedicados al tratamiento.
- Es incierto afirmar que «no hay nada para el dolor de la FM».
- Es ineficaz prescribir Nolotil (dipirona) para el dolor de esta enfermedad.
- Es erróneo que su médico de cabecera la trate con morfina, porque los opiáceos puros no son los mejores analgésicos para el tipo de dolor de la FM.
- Es inaceptable tan graves descoordinación y contradicciones entre sus 3 médicos (el de cabecera, el psiquiatra y el de la unidad del dolor).

Con el propósito de transmitir un mensaje de esperanza a estos pacientes, en cuanto que sí tenemos soluciones para mejorar su calidad de vida e, incluso curarles, reproduzco mi respuesta a algunas de las preguntas de Ana.
- «¿Hay medicamentos con buen efecto analgésico para la FM?». Si, por supuesto.

- «¿Sirve cualquier analgésico en la FM?». No, depende del grupo de analgésicos.
- «¿Se puede hacer algo para nuestro dolor físico y emocional?». Sí y mucho.
- «¿Es cierto que se puede quedar en silla de ruedas?». No, es un disparate.
- «¿Cuál de esos 3 médicos debe coordinar su asistencia sanitaria?». El médico de familia.
- «¿Cuál es el principal error de estos 3 médicos?». Pensar que basta con prescribirle analgésicos, por lo que solo se centran en la medicamentalización del problema.

Es obvio que hay que poner orden y concierto en la compleja asistencia de estos enfermos, y así se lo recalqué a Ana. Por consiguiente, le propuse que hablara con su médico de cabecera para planificar mejor su tratamiento. «Su médico de familia, el de su centro de salud, deberá coordinar su tratamiento, agrupando todos los informes de los especialistas en una historia clínica unificada. Deberá evitar esa contradicción sobre su analgesia», le expliqué.

I.2   Un primer video: todo sobre la FM

> «Usted es el primer profesional que habla como si viviese o tuviese la enfermedad. Mil gracias por entendernos y ocuparse de nosotros. Así dejaremos de ser tan invisibles» (Graciela Alegre, julio de 2016, en el grupo Fibromialgia con positivismo).

Tras meses de estudio de la documentación existente sobre la FM y ante el devastador panorama que percibía entre los enfermos, consideré de utilidad publicar mi primer video, analizando el pasado, el presente y el previsible futuro de esta incomprendida patología. Fue en Facebook y en Youtube el 6 de julio de 2016.

El objetivo era triple. Por un lado, exponer la situación de la FM en 2016: «misteriosa (causa desconocida), frecuente (2-4% de la población) y más habitual en mujeres (85% de los casos)», se decía. Por otro, ante el desconsuelo generalizado, transmitir esperanza en el futuro, en cuanto a la posibilidad de obtener un método diagnóstico más certero y un tratamiento más curativo. Y, por último, alertar sobre los remedios milagro.

En relación con el diagnóstico de la FM, reconocía que seguía siendo una enfermedad invisible, es decir, sin datos de laboratorio específicos ni lesiones anatómicas detectables en la exploración física e instrumental. Sin embargo, apuntaba que se haría más «visible» con la aplicación de técnicas de neuroimagen (p. ej., resonancia magnética cerebral) y con su esperada detección mediante un análisis de sangre (p. ej., marcadores bioquímicos de FM).

En relación con el tratamiento, en 2016, me limité a reconocer la opinión generalizada entre médicos, enfermos e informadores sanitarios: «Todavía no hay tratamiento curativo» para la FM, de modo que «sólo podemos aliviar los síntomas» con los recursos terapéuticos disponibles. Otro error, corregido en este libro, fue haber sobreestimado la importancia del factor genético en el origen de la FM, llevándome a plantear la posibilidad de una futura terapia génica a medio-largo plazo.

En relación con la información terapéutica dirigida a los enfermos y el público general, denunciaba los falsos tratamientos, con múltiples ejemplos de supuestos remedios mágicos, pero sin eficacia demostrada con ensayos clínicos controlados (EC), como exige la investigación científica de cualquier tratamiento para probar su eficacia y seguridad, y, por lo tanto, ser recomendado de manera oficial por la Medicina para la FM.

¿Cuál fue el resultado? Pese a la notable divulgación de aquel primer video (más de 110.000 reproducciones en su primer año), el abrumador peso de las creencias erróneas sobre la FM evitó que cambiara a gran escala la perspectiva que se tenía sobre la enfermedad. Sin embargo, con el tiempo pude constatar 2 utilidades. El beneficio para los miles de enfermos que me siguen en la red fue que recibieron una información interactiva sobre su enfermedad, trasladándoles los hallazgos de la investigación médica a su caso respectivo. Con el tiempo, desarrollé un activismo comunicador en otros medios (radio y TV).

¿Y yo qué aprendí sobre la FM para subsanar mis errores iniciales? Toneladas de conocimiento práctico sobre el enfermo y su dolencia. Desde ese primer audiovisual, me he comunicado con más de 2000 pacientes de España y otros países hispanohablantes: México, Colombia, Argentina, Venezuela, Chile, Perú, Uruguay, Paraguay, Costa Rica, República Dominicana, Puerto Rico e, incluso, el Estado de Florida, además de con latinos residentes en otras partes de EE. UU.

La información compartida con ellos es un valioso tesoro, tanto en lo médico como en lo humano. Por un lado, de la gran cantidad de preguntas, historiales clínicos y datos recibidos he recopilado cientos —miles, tal vez— de testimonios personales sobre la FM. Por otro, tan amplia casuística me ha permitido profundizar en la esencia del sufrido enfermo y de su compleja enfermedad, hasta el punto de hacerme cambiar la visión inicial sobre algunos conceptos de 2016 que rectifico en el libro, 2 años después. Se refieren a las siguientes cuestiones, entre otras:

- ¿Por qué la FM es, hoy en día, casi exclusiva de la mujer?
- ¿Hay muchos enfermos con FM dudosa?
- ¿Cuál es el método diagnóstico que se ha de utilizar?
- ¿Es la FM una enfermedad de causa física o psicológica?
- ¿Por qué nadie ha propuesto la causa única y común a todos los pacientes de FM?
- ¿Existe algún mecanismo patogénico que explique casi todos los síntomas posibles en estos enfermos?
- ¿Hay diferentes tipos de FM, de los cuales se pueda derivar un tratamiento más personalizado?
- ¿Por qué nadie se ha atrevido a hablar, con rigor científico, de la existencia de un «tratamiento curativo» de la FM?

I.3   En la radio y participando en los Grupos de ayuda sobre FM

«Cada vez se habla más de la FM» (Carles Mesa, periodista RNE, 2016).

Mi primera oportunidad radiofónica para divulgar la FM surgió en octubre de 2016. Fue en Radio Nacional de España, en su programa Gente despierta y en la sección *Gente al desnudo*, de A. Vallejo-Nágera.

¿Cuáles fueron los principales temas abordados durante sus 25 minutos?
- Frecuencia de la FM en la población general (prevalencia).
- Diferencias entre FM y Síndrome de Fatiga Crónica (SFC).
- Relación entre FM y depresión.
- Importancia del estrés emocional.
- Importancia del factor genético (mutaciones).
- Importancia de la comprensión y apoyo por familiares y amigos.
- Importancia de mejorar la formación del médico de familia sobre la FM.

Además de la radio, había otro medio muy útil para la divulgación pública de la FM: los grupos de ayuda y las asociaciones de FM (más de 100 en España y Latinoamérica). En la mayoría de grupos, participé con mis videos y respondiendo a sus preguntas sobre la veracidad de las noticias médicas, casi siempre sensacionalistas, que recibían sobre la enfermedad. De entre ellos, a título informativo, solo citaré los 20 que tenían más de 6000 miembros el momento de escribir esto, en mayo de 2017.

Pido disculpas a los omitidos, pues no están todos los que son a finales de año. Ello es debido, en parte, a la gran tasa de renovación, de modo que unos desaparecen y surgen otros nuevos. Desde luego, la siguiente lista no pretende establecer ninguna jerarquía. Uno de mis objetivos es reflejar el gran número de personas que se comunican sobre su enfermedad en los grupos de FM, en español y en Facebook. He calculado unas 350 000, de las que unas 224 000 pertenecían a los 20 de la lista (las cifras han sido redondeadas).
- Grupo de apoyo a pacientes y familiares (32 000).
- Fibromialgia y enfermedades raras. Entre todos podemos (23

000).
- Mujeres con fibromialgia (20 500).
- Recogida de firmas. FM, SFC y Enfermedades raras (18 500).
- Fibromialgia con positivismo (15 500).
- Somos enfermos de fibromialgia y no estamos locos (11 500).
- Fibroamig@s unidas por el dolor (10 000).
- FM, SFC y SQM. No estás sola. Fibroamigasunidas (9000).
- Fibromialgia. Nuevo grupo (8500).
- Fibromialgia. Un grito a la esperanza (8000).
- Recogida de firmas. Fibromialgia, SFC, SQM (7500).
- Fibromialgia. La discapacidad invisible (7500).
- Fibromialgia. Humor y amor (7500).
- Conciencia del fibromialgia (7500).
- Fibromialgia en Puerto Rico (7100).
- Fibroamigos unidos. Asociaciones de FM, SFC, SQM (6500).
- Fibromialgia (6000).
- Fibromialgia, SFC. Una lucha continua (6000).
- Autoconvocatoria Argentina de personas con FM (6000).
- Fibromialgia, dolor invisible (6000).

I.4   El mal médico y la FM: el testimonio de Paula Aparicio

«Es vergonzoso. ¡Nos abandonan peor que a los animales! ¿Por padecer esta enfermedad, hemos de morirnos de asco? Según me dijo el reumatólogo: "Ya sabes lo que es la FM". Y le respondí: "¿Entonces, ¿me tengo que quedar en casa?". También le pedí que hiciera algo: "¿No me puede ayudar, como haría con otras personas sin FM?". Ni me contestó, pero, como le insistí, me mandó una prueba de resonancia. Tenemos que replicar. Yo no me callo. A veces los mismos médicos te hacen perder las formas» (Paula Aparicio, mi foro de Facebook, junio de 2017, Pau, Francia).

Las palabras de Paula eran tan emotivas que no podía permanecer impasible ante semejante catástrofe asistencial, así que le expliqué lo que yo mismo suelo hacer cuando, en calidad de enfermo o de acompañante, sufro la mala praxis de algún colega médico: «Le aseguro que de más de uno me he quejado en el servicio de atención al paciente, de la misma manera que he felicitado a otros muchos. Todos debemos intentar hacer bien el trabajo y más aún cuando se trabaja con personas». ¿Y qué me respondió Paula? «Me alegro de que algún médico crea en esta enfermedad. Muchas gracias por creer en nosotras».

Sus palabras son una clara muestra de la necesidad que tiene el paciente de recibir, como mínimo, un trato digno y que no se le estigmatice como enfermo imaginario, porque, aunque su trastorno tuviera una causa psíquica, sería una patología como cualquier otra y tendría el mismo derecho a una correcta asistencia sanitaria. Como siempre digo, «¿Qué más da si la FM es una enfermedad física o mental? Todo enfermo tiene el mismo derecho a una atención médica digna».

La clave está en la empatía con el enfermo, propia de un médico humano, que le escuche, le explique lo que es su enfermedad, le paute lo que la ciencia médica puede hacer en su caso y le motive a seguir sus instrucciones para encontrase mejor. De nada sirve la tecnología médica si el galeno no cultiva una buena relación médico-enfermo.

I.5 Los estigmas que han dañado la imagen de la FM

Un mensaje incomprendido de mis recientes publicaciones sobre la FM es el de la muy probable mejora de la calidad de vida con el tratamiento disponible, pero siempre que el médico lo conozca y lo aplique bien al enfermo correcto.

¿A qué se debe tal incomprensión? Una causa son los que fomentan el mito de la ausencia de tratamiento curativo y que, así, se aprovechan de la desesperación de los pacientes. Pero ¿quiénes son estas personas? Pues todos los que buscan un beneficio ilícito a costa del enfermo.

Hay 2 tipos: los simuladores (fingen la enfermedad) y los vendedores de remedios seudocientíficos, que, para su lucro, salpican la FM de tabúes y falsas creencias que aún persisten, como las siguientes.

- «Los médicos apenas saben nada sobre la FM».
- «La FM no tiene cura porque aún no se conoce la causa».
- «Los fármacos actuales solo son sintomáticos y muchas veces ni hacen efecto».
- «La medicina oficial nos intoxica con medicamentos».
- «La medicina alternativa y los remedios naturales son mucho mejores».

Hay 4 aspectos peculiares del mundo de la FM que la diferencian de lo que he observado en otros grupos de ayuda e información, a los que también pertenezco (p. ej., cáncer, esclerosis múltiple, lupus, alzhéimer, diabetes…).

- La frecuente actitud antimédico y antifármacos, que conlleva el desprestigio de la figura del médico. En ocasiones está justificada por la mala praxis de algunos, pero he descubierto que muchas veces está alimentado por los intereses económicos de, por ejemplo, falsos enfermos.
- La proliferación de noticias exageradas o erróneas sobre las causas y el tratamiento de la FM.
- El frecuente trasvase por el que ex miembros de un grupo se marchan a otro o fundan el suyo propio.
- El hecho de que el objetivo primordial de unos pocos grupos no parezca ser tanto la información médica de calidad, sobre los progresos en su investigación, sino diversas reivindicaciones (p. ej., médico-legales).

La conclusión es que este clima de confusión revela que la FM sigue siendo una enfermedad estigmatizada. «Somos los enfermos más incomprendidos. Ojalá que los reumatólogos, o quien nos tenga que tratar, se quiten la venda de los ojos. Esto es inaguantable. Cada mes que va pasando, más dolores y menos comprensión. No podemos trabajar. No tenemos ayudas económicas. Nos tratan como locas. En tres palabras: pasan de nosotras», nos decía María (22 de abril de 2017).

I.6 Para mejorar la situación: una propuesta de Elisa Fernández

«¿Podemos hacer partícipes a nuestro médico de familia de toda la información sobre FM que usted, comparte, Dr. Castillo? Yo estoy cansada de la actitud de mi doctora, ya que, para ella, mis problemas son insignificantes y no me da la atención y el apoyo que merezco. Si yo le dijera que aprendiera esa información, cuando debería ser su obligación conocer todos estos temas, ¿cómo será su trato hacia mi persona?» (Elisa Fernández Sierra, mi foro de Facebook, mayo de 2017, Valencia).

«Por supuesto que sí podría ser útil a su doctora que le hiciera partícipe de la información audiovisual y escrita que publico en Internet sobre la FM. Incluso, si ella quiere hablar conmigo, estoy a su disposición», le respondí.

Esta ignorancia y desinterés de algunos facultativos es una de las losas que pesan sobre la enfermedad. Por dicho motivo, uno de mis principales fines ha sido contribuir a mejorar la formación del médico de familia sobre esta patología, así como propiciar una buena relación médico-enfermo.

He aquí un resumen del estado de situación estigmatizadora de la FM antes de este libro:
- La enfermedad incomprendida.
- La enfermedad reivindicada.
- La enfermedad invisible.
- La enfermedad que se confunde.
- La enfermedad descoordinada.
- La enfermedad mal tratada.

Capítulo a capítulo, neutralizaremos estas lacras del pasado. Y es el progreso de los conocimientos, desde lo erróneo de antaño a lo acertado del presente, lo que deberá procurar una vida de mejor calidad a estos enfermos.

1   Los conceptos: ¿qué es y qué no es FM?

1.1 La FM en 5 síntomas: el caso de María José Campanario (España)

«Empecé a sentirme muy cansada, a tener un dolor generalizado en los músculos y las articulaciones y a dormir mal. Es un conjunto de síntomas bastante desagradable. Lo peor es la falta de sueño y ese dolor crónico que no desaparece, pero sobre todo no saber por qué» (María José Campanario, declaraciones a la revista *Hola*, 2017).

Dolor por todo el cuerpo, cansancio e insomnio son los 3 síntomas a los que alude esta famosa odontóloga casada con el torero Jesulín de Ubrique. Este es, por cierto, el motivo de hacer referencia a ella en el libro: su popularidad. Es indudable que el reconocimiento de la FM por estos personajes públicos contribuye a visibilizar una de las patologías más comunes pero peor conocidas, por tratarse de un dolor sin lesiones en los órganos y tejidos. «La FM es una enfermedad complicada, invisible e incomprendida», escribió con acierto el periodista que la entrevistó en dicho semanario de gran tirada en la prensa del corazón.

Todo indica que los primeros malestares de María José comenzaron allá por 2005, pero ¿es FM el diagnóstico correcto para su dolencia? Analicémoslo paso a paso.

Según la primera definición oficial de la Asociación Americana de Reumatología (ACR) en 1990, «es una enfermedad caracterizada por dolor musculoesquelético». De ahí procede su nombre: fibromio (en referencia al tejido de los músculos, tendones y ligamentos articulares) y algia (dolor). Pese a que en el capítulo 3° lo calificaré como el diagnóstico antiguo, estos criterios diagnósticos de 1990 siguen siendo los más empleados. En ellos se describen los 3 requisitos del síntoma dolor necesarios para confirmar si un paciente padece o no FM.

- Dolor generalizado. Se extiende por gran parte del cuerpo e incluye las siguientes áreas: mitad derecha e izquierda, por encima y debajo de la cintura y en la zona de la columna vertebral.
- Dolor crónico. Ha de persistir durante un mínimo de 3 meses seguidos.
- Dolor a la presión moderada en al menos 11 de 18 puntos gatillo.

¿Cumple Mª José Campanario estos criterios diagnósticos de 1990?

Me faltan datos clínicos, pero parece que, por lo menos, sí satisface un par de esas exigencias. En cuanto a la tercera, no se nos dice si le han explorado los 18 puntos dolorosos, por lo que resulta imposible confirmar el diagnóstico.

Sin embargo, nos menciona otros 2 síntomas a los que da mucha importancia en su relato: el cansancio y el insomnio. ¿Tienen ambos algo que ver con la FM, pese a no estar incluidos en la definición de la ACR 1990? La respuesta es afirmativa. Pero estos y muchos síntomas más de la enfermedad se describirán en lo que denomino el diagnóstico moderno: son los criterios ACR 2010 y a ellos dedicaremos el capítulo 4º.

De forma simplificada, estos son los 5 síntomas tradicionales de la FM, cuya interrelación se muestra en el llamado círculo vicioso (patológico) del dolor crónico (Figura 1).

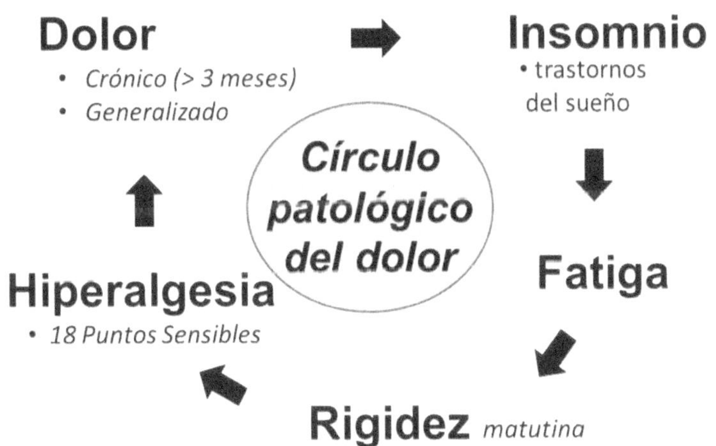

- Dolor musculoesquelético crónico y generalizado. Es el síntoma clave porque está presente en todos los pacientes. Algunos lo expresan así: «Me duele todo; si no es un dolor es otro». Incluso han llegado a proclamar: «La enfermedad del dolor existe y se llama FM».
- Hiperalgesia (hipersensibilidad dolorosa). Significa que un estímulo insignificante llega a producir gran dolor. Se explora con los puntos gatillo, llamados así porque su simple presión

dispara la sensación de dolor.

- Insomnio. El trastorno del sueño hace que este no sea reparador, de modo que el paciente se levanta cansado. Puede afectar cualquier fase del sueño. Unas veces, es la dificultad para conciliar el sueño: «Las luces apagadas. Todos durmiendo, pero yo no», dice una paciente. En otras ocasiones, es la interrupción del sueño: «He pasado toda la noche desvelada». Por último, el despertar precoz: «Todavía es de madrugada, y ya estoy despierta».
- Fatiga. Es una sensación de agotamiento, que puede llegar a ser extremo. Una enferma dice: «Estoy agotada. No tengo fuerzas para nada». Suele ser consecuencia del insomnio: «Está amaneciendo. Ya es hora de levantarse, pero no he dormido nada. Estoy cansada y con sueño, una vez más», comenta.
- Rigidez matutina. En parte es otra consecuencia del insomnio. Es muscular, puesto que en la FM las articulaciones no están inflamadas (no hay artritis), de modo que no se observan los signos típicos de una inflamación articular (hinchazón, calor y enrojecimiento), además del dolor local.

Teniendo en cuenta estos 5 síntomas clásicos, María José Campanario padecería una FM, sólo a la espera de la confirmación de 11 o más puntos dolorosos. Así describía la problemática de su dolencia: «Las enfermedades reumáticas son complicadas y, básicamente, lo que me hacen, cuando tengo una crisis, es paliar el dolor. La FM solo la percibimos los que la padecemos y es muy difícil que la gente a tu alrededor te entienda, porque hay días en los que no te puedes mover. Ha habido días en los que me he sentido inútil».

De su declaración destacaría 3 aspectos. Uno es que cataloga la FM como enfermedad reumática, lo cual veremos que es correcto si usamos la definición tradicional de 1990, pero no tanto a partir de la versión de 2010. Otro es que hace referencia a la incomprensión que sufre el enfermo por su entorno. Por último, alude a la sensación de inutilidad derivada del cansancio extremo, que limita su capacidad para realizar las actividades cotidianas. Estos matices son muy importantes y los iré analizando con detalle.

La Dra. Yesenia Tordecillas, especialista en Medicina Interna del Hospital Quirónsalud, de Sevilla, donde fue ingresada Mª José durante su última crisis dolorosa, describe a la perfección al entrevistador de *Hola* la importancia del factor mental, factor infravalorado en el desencadenamiento de la FM: «La FM puede cursar con periodos de mejoría y empeoramiento, que suelen asociarse a factores desencadenantes como estrés psicosocial».

Subrayo este concepto porque, de forma implícita, responde, en parte, a lo que María José considera su gran preocupación, cuando dice: «Lo peor es la falta de sueño y ese dolor crónico que no desaparece, pero sobre todo no saber por qué». A este interrogante, el misterio de la FM, responderé en el capítulo 6º (La causa de la FM).

1.2   La FM no es solo dolor: el caso de Sinéad O`Connor (Irlanda)

«Nada se compara con el dolor de la FM». Esta es la frase que acuñó la polémica cantautora, en referencia a su sufrimiento y por analogía con el título de su exitosa canción *Nothing compares to you* (*Nada se compara contigo*). Pero ¿a qué tipo de dolor se refiere, al lamento del alma o a un dolor físico concreto?

La historia clínica de Sinéad habría que remontarla a su infancia en un hogar disfuncional, con fuertes discusiones de sus padres y habituales agresiones a ella y sus hermanos. El impacto emocional sobre Sinéad se reflejó en su pésimo comportamiento escolar, razón por la que fue internada en un reformatorio juvenil. De su vida adulta es bien conocida su rebeldía antisistema, insumisa contra los dogmas y convencionalismos sociales. También su inestabilidad psicológica, lo que en psiquiatría denominamos labilidad emocional.

En 2003, le fue diagnosticado un trastorno bipolar, también llamado trastorno maníaco depresivo, en referencia a la alternancia de períodos de gran euforia con otros de profunda depresión. Con tales precedentes, no es de extrañar que, en 2015, protagonizara un intento de suicidio, tras publicar un mensaje de despedida en su página de Facebook, en el que anunciaba que había tomado una sobredosis. Describía un panorama desolador: «Lo he perdido todo, mi trabajo, mi hogar, mis hijos, mi útero, mi identidad».

En febrero de 2016, amenazó de nuevo con quitarse la vida, dejando otro texto en sus redes sociales. Del mismo, he traducido del inglés lo que considero más relevante para mi estudio diagnóstico de su dolor.

En cuanto al padre de su hijo Shane, le culpaba de su fallido intento de matarse: «Ese mentiroso patológico y maltratador infantil, el alcohólico crónico D. Lunny, no sólo se aseguró de que nunca pudiera regresar a Irlanda con mis hijos, sino también de que mi muerte por suicidio fuera inevitable. Siempre ha estado empujándome a ello. Y es por eso que he tomado la decisión de hacerlo, una vez que he solucionado los asuntos legales para que mis hijos sean cuidados como es debido».

En cuanto a la incomprensión que sufren los enfermos psiquiátricos en su país, manifestaba: «El estigma hacia las personas con trastornos mentales, perpetrado con ironía por un psicótico y misógeno que odia a su madre (en referencia a su exesposo), sólo terminará cuando cause el suicidio de alguien de mi popularidad».

En base a estas declaraciones, ¿puede concluirse que Sinéad padecía FM? No. Y, a menos que tuviera acceso a su historial clínico, de sus palabras solo se infiere que, además del trastorno bipolar, padece un trastorno de personalidad con emotividad vulnerable y gran impulsividad, a consecuencia de los traumas psíquicos por los múltiples abusos sufridos a lo largo de su vida.

Mi conclusión médica es que, si se confirmara su FM, comoquiera que también padece trastornos psiquiátricos en la frontera de la psicosis, su tipo correspondería a una FM relacionada con trastornos mentales (tipo III), tal como describiré en el capítulo 7º.

1.3   ¿Es frecuente?: la enfermedad de moda

«Doctor, ¿se retiene líquido en la FM? Se lo pregunto porque tengo los pies y las piernas muy hinchados y no sé qué tomar. También quería preguntarle por la inflamación, pues tengo tendinitis en varios sitios y me cuesta andar» (Yola, mi foro de Facebook, 19 de junio de 2017).

No, y no casi todo tiene relación con la FM, aunque algunas pacientes lo piensen. Un ejemplo de que esta patología es el actual *trending topic* de la salud es la pregunta de Yola acerca de sus edemas e inflamaciones de tendones, nada de lo cual tiene que ver con esta enfermedad. Por eso, le respondí: «En la FM no hay retención de líquidos, por lo que la hinchazón de sus extremidades se deberá a un trastorno de su circulación venosa. Encontrará alivio con los masajes y todo lo que presione empujando la sangre de sus piernas hacia el corazón. Tampoco hay tendinitis en la FM porque no es una enfermedad inflamatoria».

En las dos primeras décadas del milenio estamos asistiendo a una epidemia social de la FM, en la que muchas mujeres creen padecerla o, por lo menos, conocen a alguien que dice que la tiene. La situación es de tal magnitud que merece ser calificada como la enfermedad de moda. Comparo el fenómeno socio-sanitario de la FM en el siglo XXI, con el de la histeria en el XIX, o el de la depresión en el siglo XX. De mi etapa de estudiante de Medicina, en los años 70, recuerdo el subtítulo de un libro en el que la depresión era calificada como la enfermedad de la vida moderna. ¿Lo es también la FM? Sí, y las cifras así lo indican. El motivo lo explicaré en el capítulo 5° (La mente y la FM).

¿Cuál es su prevalencia (número de casos en un momento dado)? En el año 2000, la Sociedad Española de Reumatología (SER) llevó a cabo un estudio poblacional (EPISER 2000), en una muestra de 1982 personas mayores de 20 años.

Las enfermedades reumáticas incluidas fueron: FM, lumbalgia, artrosis de manos y rodilla, artritis reumatoide y osteoporosis. Un 2,4% de los encuestados cumplía los requisitos de FM, y se estimó que unos 750.000 españoles la sufrían.

Con posterioridad, la SER promovió una actualización de aquel estudio: el EPISER 2016. Y no me extrañaría que los resultados llegaran al 3-4% de la población mayor de 20 años, es decir, alrededor de 1.150.000 personas. Pero ¿por qué he incrementado el porcentaje? Por un par de razones. Una es el efecto de contagio social («¿No será que yo también tengo FM?», se preguntan muchas personas). La otra es el hecho de que, conforme se apliquen los criterios diagnósticos de 2010, es probable que más personas entren en la nueva definición, porque reconoce la importancia de muchos más síntomas que los 5 tradicionales.

1.4 Los 5 factores de riesgo que predisponen a padecerla

La mayoría de publicaciones cifran en un 80-90% la proporción de mujeres entre los pacientes con FM, por lo que un 10-20% serían hombres. Sin embargo, en mi muestra (unas 2000 consultantes en Internet) ellas representan no menos del 99% de los casos. Así pues, de mi experiencia informativa sobre la FM, concluyo que, hoy por hoy, es una enfermedad casi exclusiva de la mujer.

En mi casuística es insignificante el porcentaje de hombres que reúnen los criterios diagnósticos de FM. Incluso, en algunos casos, son maridos que consultan sobre sus esposas. Por otra parte, he descubierto personas que se hacen pasar por enfermos, pero cuya finalidad real es lucrativa, como la venta de un remedio inútil.

Por otra parte, la mayoría de las veces, los hombres con verdadera FM tienen unas circunstancias psicosociales parecidas a las de la mujer, es decir, comparten bastantes de los factores de riesgo de sufrir FM.

¿Cuáles son los 5 principales?
- El género femenino. Como explicaré en el capítulo 5º (La mente y la FM), que casi siempre ocurra en mujeres no es debido a ninguna causa hormonal (endocrina), sino a la confluencia en ellas de los demás factores de riesgo.
- El factor psicosocial: el estrés emocional. En ese capítulo, analizaré los rasgos de personalidad más proclives a desencadenar una FM, así como la influencia negativa que la mayor sobrecarga de responsabilidades (familiares, laborales y sociales) tiene sobre el equilibrio mental de estas mujeres, desbordando su capacidad de gestionarla, a lo que denominamos distrés.
- El factor neurológico: la diferente percepción del dolor. Algunos estudios han observado diferencias neurológicas entre mujeres y hombres en el sistema nociceptivo (responsable de la percepción dolorosa en el cerebro). Parece que dicho sistema es más sensible en las mujeres afectadas de FM.
- La pluripatología (sufrir varias enfermedades a la vez). Es lo que los médicos denominamos comorbilidad, esto es, padecer otras dolencias. Las más vinculadas a la FM son todas las que cursan con dolor crónico. Por ejemplo, si un paciente sufre artrosis

múltiple, artritis reumatoide o cáncer, tendrá más riesgo de desencadenar una FM.

- ¿La genética?: las circunstancias hereditarias. En la FM se ha observado lo que denominamos agregación familiar, esto es, mayor número de casos entre familiares, sobre todo entre parientes de primer grado. Sin embargo, creo que esto, más que debido a genes heredados, obedece a lo que hoy llamamos epigenética (a las interacciones entre los genes y el entorno de las personas).

Así pues, es indudable que ser mujer es el principal factor de riesgo de padecer FM. Por otro lado, el motivo de que sea una patología casi exclusiva de la mujer es porque la mayoría de circunstancias que predisponen a la FM son mucho más frecuentes en ella.

1.5   ¿A qué grupos de enfermedades pertenece?: la hipersensibilidad

La FM forma parte del grupo de patologías caracterizadas por un aumento de la sensibilidad a estímulos sensoriales. Por eso, se las llama enfermedades por hipersensibilidad a estímulos (EHE).

Teniendo en cuenta el tipo de estímulos causantes, los dolorosos son los más importantes. De hecho, ha sido denominada la enfermedad del dolor. Pero también hay casos de FM que presentan intolerancia a estímulos visuales, gustativos, olfativos y auditivos, por lo que las enfermas de FM son personas que no soportan las luces intensas, los sabores fuertes, los olores marcados ni los ruidos.

Por otra parte, si tomamos en consideración el mecanismo que produce los síntomas de la FM, es una enfermedad por hipersensibilidad neurológica (EHN). El motivo es que subyace una mayor excitabilidad de las fibras nerviosas que conducen estos estímulos al cerebro, así como una menor actividad de las neuronas inhibidoras del dolor. Todo ello da lugar a una percepción aumentada de la información sensorial que recibe el enfermo. A eso nos referimos los médicos al hablar de síndromes de sensibilización central (SSC).

Sus 4 enfermedades más representativas son:
- Fibromialgia (FM). El síntoma predominante es el dolor.
- Síndrome de Fatiga Crónica (SFC). El principal síntoma es el cansancio.
- Hipersensibilidad Química Múltiple (HQM). Hay intolerancia a agentes químicos.
- Electrohipersensibilidad (EHS). Hay exceso de respuesta a estímulos eléctricos.

De todas ellas, la FM es el prototipo caracterizado por un aumento de la sensibilidad a los estímulos cutáneos. Los médicos hablamos de hiperalgesia cuando un estímulo doloroso produce mucho más dolor del habitual. En cambio, hablamos de alodinia cuando estímulos no dolorosos (p. ej., el roce de la ropa o incluso una caricia) producen dolor. Por eso, decimos que la FM es una enfermedad de la hiperalgesia.

El dolor de la FM puede ser tan agónico que se han hecho descripciones como si fuera un martirio: «Mi cuerpo está como ensartado en alambre de espino». Otra enferma hacía referencia al enorme esfuerzo de voluntad necesario para continuar con la vida cotidiana: «Si pudieras sentir mi dolor tan solo un día, verías lo fuerte que soy».

¿Cómo es posible vivir sufriendo un dolor físico tan severo? En el capítulo 8º, se describirán todos los fármacos que han demostrado reducir el dolor de estos pacientes.

Llamaremos la atención sobre algo sorprendente: no todos son analgésicos puros, ya que incluso algunos antidepresivos y ciertos antiepilépticos son eficaces para aliviar el dolor de la FM. También resulta de gran utilidad conocer los llamados factores moduladores del dolor. Unos lo acentúan y otros, que son contrapuestos, lo reducen.

¿Qué circunstancias agravan el dolor en la FM?
- Frío.
- Humedad.
- Ausencia de actividad física.
- Exceso de actividad (estrés físico).
- Conflictos emocionales (estrés mental).
- Insomnio, falta de sueño o el sueño no reparador.

¿Qué circunstancias lo alivian?
- Calor ambiental o aplicado de manera local.
- Clima seco.
- Actividad física moderada.
- Descanso.
- Relajación mental.
- Dormir bien, con un sueño reparador.

1.6   Un enredo: la enfermedad de los 100 síntomas

La sintomatología del enfermo puede ser tan variada que convierten la FM en una especie de cajón de sastre, en el que caben casi todo tipo de molestias. ¿A qué es debido? El mecanismo patogénico por el que el cerebro genera la secuencia de cambios que dan lugar a los diversos síntomas es la razón por la que FM podría ser la enfermedad con mayor gama sintomática de la Medicina actual.

Dicho mecanismo será descrito con detalle en el capítulo 6º, donde verificaremos que el postulado allí es el único que puede explicar semejante diversidad de síntomas en estos pacientes. No conozco en Medicina otro modelo de enfermedad en que un enfermo se nos queje de problemas de salud que nada parece que tengan en común unos con otros.

No es extraño, pues, que el paciente con FM se queje de trastornos tan dispares como alteraciones cognitivas (p. ej., dificultad de concentración y pérdida de memoria) y síntomas somáticos (p. ej., sensación de ojos secos, calor o frío en los pies, mareos, parestesias y un largo etcétera, además de los 5 tradicionales). Una enferma declaraba: «Me duele todo el cuerpo, estoy cansada, me molestan el ruido, la luz y los olores, tengo mareos y faringitis crónica, a veces me siento triste y otras tengo ansiedad. Son un montón de síntomas que nadie ve, pero son reales y es muy duro. A veces deseamos morir».

1.7 ¿Qué otras enfermedades pueden asociarse a la FM?

Es frecuente que estos enfermos tengan otras patologías coexistentes, es decir que, siendo distintas de la FM, comparten una causa relacionada o que la propia FM ha favorecido su aparición o al revés. Por eso, las denominamos enfermedades asociadas o concomitantes.

El Ministerio de Sanidad de España (Documento de Consenso, 2011) publicó una lista de las más habituales. Las clasifico en 3 grupos.

Grupo 1

Incluye un par que se asocian mucho con la FM, hasta el punto de haber grupos de ayuda en cuyo nombre se mencionan las siglas del trío FM, SFC y SQM. Todas ellas son por hipersensibilidad a estímulos.

- Síndrome de fatiga crónica (SFC). Su última definición data de 2015, cuando la Academia Nacional de Medicina de Estados Unidos propuso un cambio de nombre para el SFC, de modo que, como ya se había hecho con el término encefalomielitis miálgica (EM), reflejara mejor su causa orgánica, así como su mecanismo. La nueva denominación es Enfermedad Sistémica de Intolerancia al Esfuerzo (ESIE). Es una enfermedad incapacitante, con gran cansancio (posterior al esfuerzo y que no se alivia con el descanso), problemas cognitivos, intolerancia ortostática (descontrol de la presión arterial al cambiar de posición), dolor, disfunción inmunitaria y respuesta anormal al virus de Epstein-Barr, causante de la mononucleosis infecciosa (también llamada enfermedad del beso) y de la familia de los herpesvirus, como el virus de la varicela-zoster.
- SQM (Sensibilidad Química Múltiple). Lo más característico es la aparición de síntomas cuando el paciente se expone a sustancias químicas en dosis inferiores a las que provocan efectos adversos en las demás personas. Por el contrario, los síntomas mejoran o desaparecen cuando cesa la exposición. La frecuencia, gravedad y duración de los síntomas son variables de un enfermo a otro. Es imprescindible que se afecte más de 1 sistema del

organismo (p. ej., cardiovascular, endocrino, inmunológico, hepático, neurológico, ginecológico o dermatológico). Todo ello dificulta realizar las actividades de la vida diaria.

Grupo 2

Otras enfermedades asociadas a la FM y conocidas como enfermedades psicosomáticas.

- Cefaleas (de diverso tipo), dismenorrea, dolor pélvico crónico y otros ejemplos de dolores no musculoesqueléticos.
- Síndrome de colon irritable. También se le llama Síndrome del Intestino Irritable (SII), porque se produce una mayor excitabilidad del intestino grueso, pero sin signos inflamatorios, esto es, sin lesiones visibles. Por eso, la llamamos funcional. Las principales molestias son acumulación de gases, hinchazón del vientre, dolor abdominal y alternancia de períodos de diarrea y de estreñimiento. La causa más frecuente es el estrés, por lo que se recomiendan los psicofármacos (ansiolíticos y antidepresivos) y la psicoterapia.
- Síndrome de vejiga irritable o hiperactiva. Ocurre cuando una persona experimenta 2 o más de los siguientes síntomas: orinar 8 o más veces al día o más de 2 veces en la noche; micción imperiosa (ganas repentinas de orinar); y pérdida o escape después de haber tenido necesidad de orinar.
- Lumbalgia inespecífica. Designa el dolor lumbociático en el que no se encuentra una causa en la exploración física o en los estudios de imagen. Muchos pacientes presentan episodios repetidos de dolor lumbar, que pueden persistir 1 año o más después del primer brote en la mitad de los casos. Hoy se tiende a desterrar el concepto de lumbalgia inespecífica y a hacer un diagnósticos específico (según la causa): dolor de origen muscular, dolor discogénico (de origen en el disco intervertebral), dolor facetario (la superficie de la articulación), dolor radicular (en la raíz de la fibra nerviosa) y dolor postcirugía de la columna lumbar (discectomías o laminectomías).

Grupo 3

Otras enfermedades asociadas que son muy poco conocidas por el público fuera del ámbito de la FM.

- Disfunción temporomandibular. Es un dolor crónico de la cabeza o la cara y que se acentúa al abrir o cerrar la boca. Además del dolor, puede haber ruidos (como chasquidos) e incluso luxaciones de la mandíbula (se queda con la boca abierta) o bloqueos cerrados (no se puede abrir la boca). Unas veces, la causa es orgánica, (p. ej., neuralgia del trigémino). Otras veces, la causa es funcional, sin daño visible en los tejidos.
- Síndrome de las piernas inquietas. Es un trastorno neurológico. Las características que lo definen son la necesidad urgente de mover las piernas, el impulso incontrolable de andar cuando se está descansando, el alivio con el movimiento y presentarse con más frecuencia por la tarde-noche.
- Síndrome de dolor miofascial. Es un dolor del músculo o de su cubierta (fascia muscular), que puede afectar a un grupo muscular (p. ej., el trapecio en el hombro), que duele y está contracturado. Lo mismo que en la FM, hay puntos gatillos (PG) a la presión o palpación. El esquema de tratamiento es similar al de la FM. En los casos resistentes, se hace una infiltración de los PG con anestésicos locales, corticoides o toxina botulínica.

Todas estas patologías, que pueden concurrir con la FM, precisarán de su propio tratamiento, que se añadirá al tratamiento específico de la FM.

1.8   ¿Qué otras enfermedades pueden confundirse con la FM?

Ante una sospecha de FM, el médico debe asegurarse de que el motivo de consulta del paciente no se deba a otras enfermedades que pueden dar síntomas parecidos. Es lo que llamamos hacer el diagnóstico diferencial de la FM con otras enfermedades de similar sintomatología.

Para facilitar la comprensión, las clasifico en 3 grupos, según sean enfermedades reumáticas (predominio del dolor musculoesquelético), neurológicas (dolor neuropático) o mentales (somatizaciones de una depresión o ansiedad).

Grupo 1

Enfermedades reumatológicas.
-   Artritis reumatoide. Es una enfermedad con afectación general del organismo, pero más conocida por la inflamación articular (las pequeñas articulaciones de manos y pies), con destrucción progresiva y deformaciones articulares visibles. Por su origen autoinmune, se detectan autoanticuerpos (p. ej., el factor reumatoide). También puede producir lesiones extraarticulares en diversos órganos (p. ej., en ojos, pulmones, corazón, vasos sanguíneos y piel). Su tratamiento es competencia del reumatólogo.
-   LES (Lupus eritematoso sistémico). Es una de las enfermedades autoinmunes más frecuentes. De posible causa genética, se considera una patología inflamatoria crónica y de curso cíclico (períodos de exacerbaciones y otros de remisiones). Los autoanticuerpos atacan las propias células del enfermo, por lo pueden afectar cualquier órgano (p. ej., los riñones, la piel o las mucosas) o sistema (p. ej., el músculo esquelético, cardiovascular o nervioso), de modo que los síntomas varían de un paciente a otro. Los objetivos del tratamiento son asegurar la sobrevida de largo plazo, mantener lo más inactiva posible la enfermedad y

evitar el daño orgánico. El médico internista suele ser el coordinador de la asistencia de estos pacientes.

- Polimialgia reumática. Es una inflamación dolorosa de varios grupos musculares (p. ej., en la zona del cuello o el hombro), que se ve en personas de más de 60 años. Su causa es autoinmune, por lo que requiere tratamiento inmunosupresor (corticoides durante 1 o 2 años). Produce dolor y rigidez muscular. Es competencia del reumatólogo y no debe confundirse con la FM, con la que no guarda ninguna relación.

- Artrosis múltiple. La causa es mecánica por degeneración del cartílago articular. Cursa con dolor en las articulaciones y el diagnóstico de certeza es mediante la visualización de las deformidades articulares en la exploración física y en las radiografías.

Grupo 2

Enfermedades de tipo neurológico (dolor neuropático).

- Neuropatías periféricas (p. ej., diabética). Afectan a los nervios que llevan la información desde la superficie corporal hasta la médula espinal y viceversa. Si se afectan los nervios sensitivos, los principales síntomas son dolor (de tipo neuropático) y trastornos de la sensibilidad (p. ej., quemazón y hormigueo). Si se afectan los nervios motores, se produce incapacidad para controlar los músculos, que se debilitan y atrofian. La diabetes es una de las causas más frecuentes (neuropatía diabética). Para este dolor, no se utilizan los analgésicos comunes, sino neuromoduladores y antidepresivos.

- Esclerosis múltiple (EM) o mielopatía desmielinizante. Es una enfermedad neurodegenerativa (destruye las fibras nerviosas) del sistema nervioso central (SNC), que produce lesiones desmielinizantes (se pierde la vaina de mielina que las protege). Puede diagnosticarse mediante una biopsia y también se usan criterios de McDonald. Su evolución es crónica y progresiva. En los casos más graves, da lugar a invalidez. Menos del 10% de los enfermos mueren. Si bien no tiene curación por el momento, existen fármacos de cierta utilidad.

Grupo 3

Enfermedades psiquiátricas (por el componente mental y psicobiológico), de lo que se hablará en el capítulo 5°.
- Trastorno depresivo.
- Trastornos de ansiedad.

1.9   ¿Cuáles son sus consecuencias?

«La FM, como otras patologías que cursan con dolor crónico, puede producir diferentes consecuencias en la vida de la persona que la padece, así como en su entorno más cercano. Una intervención adecuada e integral, centrada en la mejora de la calidad de vida de las personas con FM, minimizará sus posibles consecuencias» (Ministerio de Sanidad, Documento de consenso de FM, España 2011).

En el plano personal, la FM deteriora diversas áreas del enfermo. En el nivel físico, se reduce la capacidad funcional. En el laboral, los problemas cognitivos y emocionales reducen la capacidad de trabajo y de promoción profesional o educativa. En el social, las relaciones familiares y de amistad se ven afectadas, lo que puede abocar al aislamiento.

Un resumen interactivo se muestra en la figura 2.

FM – Repercusiones en el paciente

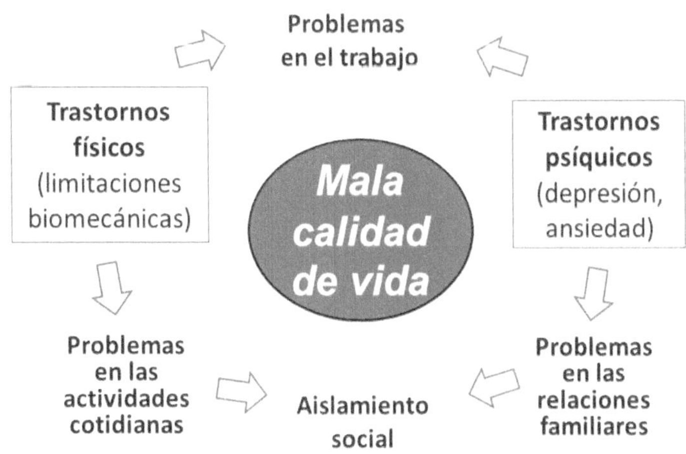

En el plano socio-sanitario, la FM impacta en 3 áreas. Sobre el modelo de asistencia sanitaria, hace conveniente la creación de unidades especializadas de FM, que suelen implantarse en hospitales. Sobre la formación continuada de los médicos de familia, hace necesaria una actualización acerca de su diagnóstico y tratamiento multidisciplinar. Sobre los presupuestos económicos-sanitarios, genera un encarecimiento por las pruebas de exclusión de las enfermedades que requieren un diagnóstico diferencial, así como por los múltiples especialistas que pueden intervenir. Y sobre el ámbito socio-laboral y médico-legal, por las bajas de trabajo por enfermedad y las evaluaciones de discapacidad.

1.10 ¿Está la FM reconocida internacionalmente por la Medicina (OMS)?

«La FM es una enfermedad reconocida por todas las organizaciones médicas internacionales y por la OMS desde 1992. Está clasificada con el código M79.7 de la clasificación internacional de las enfermedades (CIE-10) como una enfermedad de reumatismo no articular. Pedimos respeto y que se trasmita una información real sobre nuestra patología» (Asociación de FM de Almería (AFIAL), su carta a una cadena de TV, España 2017).

En 1992, la FM fue reconocida por la Organización Mundial de la Salud (OMS), que es responsable de publicar la Clasificación Internacional de Enfermedades (CIE). Esta es considerada el estándar que usan los médicos, centros hospitalarios y compañías de seguros, para que todos designemos con el mismo nombre las mismas patologías. En 1994, la FM fue reconocida por la Asociación Internacional para el Estudio del Dolor (IASP) y clasificada con el código x33x8a.

En 2010, la 9ª revisión de la Clasificación Internacional de Enfermedades (CIE-9, 7ª edición) asignaba a la FM el código 729.1 que es sinónimo de «mialgia y miositis, no especificadas». Por cierto, incluía diferentes tipos de dolor muscular (mialgia) y de inflamación muscular (miositis), que considero desfasados, ya que catalogan la FM como una patología del tejido muscular, lo cual veremos que no es.

Pero lo más relevante es que, hasta 2010, la FM había sido considerada una enfermedad de la Reumatología. Sin embargo, la ACR 2010 estableció los nuevos criterios diagnósticos, que incluían muchos otros síntomas, más propios de la Atención Primaria de Salud, esto es, competencia del médico de familia. La consecuencia lógica es que, a partir de entonces, debió dejar de ser una patología reumática. Sin embargo, 7 años después, esta transferencia no ha ocurrido con la rapidez y coordinación deseadas.

En 2016, la revisión del CIE-10 hizo una modificación clínica (CIE-10-CM), en la que todavía era catalogada como enfermedad reumática, puesto que se le asignó el código M79.0., correspondiente a reumatismo no especificado. La novedad fue que dentro de este se incluía, por primera vez, la FM como un diagnóstico independiente, con el código M79.7., correspondiente a fibromialgia, fibromiositis, fibrositis y miofibrositis.

La buena noticia era que, en 2016, el término fibromialgia ya era citado por la OMS, aunque discrepe de su calificación como una enfermedad de reumatismo no articular. Este cambio es un paso muy positivo para los pacientes, porque tienen el respaldo internacional para el reconocimiento oficial de la FM en sus respectivos países.

Mi previsión se encuentra ahora en la siguiente etapa: que la FM deje de estar tipificada en el área de la Reumatología, ya que ni es una enfermedad inflamatoria o degenerativa de tipo reumático ni su sintomatología se circunscribe a los síntomas musculoesqueléticos. Lo más correcto, entonces, sería catalogarla como una enfermedad del ámbito que describiré en el capítulo 6°.

2.1   La gran confusión diagnóstica: el caso de Morgan Freeman (EE. UU.)

> «Tengo dolores de FM en mi brazo izquierdo (2008)… Solo tengo una vida y no voy a permitir que la FM me quite la alegría de vivirla (2013)… Puede que no sea sólo FM, sino que podría ser enfermedad de Lyme (2016)» (Morgan Freeman, declaraciones a diversos medios entre 2008-16).

Las sucesivas declaraciones de este actor y director norteamericano, que ganó el Óscar de Hollywood por la película *Million dollar baby*, nos permiten identificar una de las causas de lo que he denominado el fracaso de la FM. Me refiero a la gran confusión que hay sobre quién y cómo debe hacerse su diagnóstico. Dada la notoriedad pública de Freeman, no cabe duda de que su caso contribuyó a dar visibilidad mundial a la enfermedad. Pero ¿de verdad padecía FM?

Todo empezó en 2013, cuando Morgan anunciaba haber sido diagnosticado unos años antes. De su historial clínico, que pudiera explicar la FM que decía padecer y del que solo conozco la información hecha pública, destacaría un accidente automovilístico en 2008, por el que fue ingresado en un hospital de Memphis con pronóstico grave. Las diversas fracturas requirieron cirugía para reconectar los nervios y demás tejidos del brazo y la mano dañados. Casi 1 semana después, recibió el alta.

Con el tiempo, llamó mi atención que se convirtiera en un activista promotor del uso medicinal del cannabis para el tratamiento de la FM. «Tengo dolores de FM en mi brazo izquierdo, y la única cosa que me ofrece algo de alivio es la marihuana», declaró a *The Daily Beast*. También afirmó: «Como, bebo, fumo y aspiro marihuana», en referencia a una obvia adicción al estupefaciente, de efectos sedantes y analgésicos pero sin beneficios demostrados con alta evidencia científica. Por eso, todavía no ha conseguido la recomendación oficial de la Medicina como tratamiento de primera elección para el dolor de la FM (capítulo 8°).

No me sorprendió cuando, en 2016, hacía público un diagnóstico diferente: «Puede que no sea sólo FM, sino que podría ser enfermedad de Lyme». ¿Qué tipo de patología es esta? Una infección transmitida por una garrapata que, al picar a un animal (p. ej., ratón, ciervo), se infecta con una bacteria del género Borrelia y, a su vez, cuando pica a una persona, le contagia la infección. Se deduce, pues, que no tiene ninguna relación causal con la FM, ya que esta no es una enfermedad infectocontagiosa. Otra cosa es que su infección de Lyme pudiera haber sido una concausa desencadenante de su supuesta FM. Este concepto lo explico en el capítulo 6°.

Otra posibilidad es un error diagnóstico, debido a que la FM y el Lyme tienen algunos síntomas comunes que pueden confundir: el dolor muscular (mialgia), la fatiga y la debilidad muscular. Por lo demás, la infección se acompaña de algunos trastornos que no observamos en la FM: cutáneos (eritema migratorio), afectación de nervios craneales (p. ej., parálisis facial y pérdida de audición) y fiebre.

En una carta (*Para las personas que piensan que la FM no es real*), Freeman hace una descripción que orienta a que su diagnóstico fue realizado con la correcta aplicación de los criterios ACR1990: «Debe saber que yo y el 3 a 6 por ciento de la población mundial que la padecemos, no despertamos una mañana y nos dijimos: "Sabes, hoy me siento emocionalmente mal. Creo que voy a hablar con mi cerebro para crear una enfermedad falsa para que la gente me preste atención. Vamos a ponernos de acuerdo para sentir dolores agudos que viajan por nuestros cuerpos, fatiga y puntos dolorosos que nos hacen gritar cuando los tocamos…"».

En el resto de su carta, hace referencia a 3 de los síntomas clásicos: dolor, cansancio e hiperalgesia. Sin embargo, no concreta nada sobre la localización de sus 11 o más puntos dolorosos. También incurre en los mitos sobre la FM como, p. ej., cuando piensa que una enfermedad «de la cabeza» no es una enfermedad real. De este modo, confunde enfermedad mental con simular una patología. Asimismo, se equivoca cuando habla de la inutilidad del ejercicio («El ejercicio no impidió que la enfermedad surgiera, por lo que más ejercicio sin duda no la curará»). Y es que el hecho de que el ejercicio no prevenga la FM no implica que no sea beneficioso, y mucho, en su tratamiento. Por último, cita el «dolor cuando las articulaciones se desgarran», lo cual es incorrecto porque no están afectadas en la FM.

Obviamente, solo quien disponga de la historia clínica completa de Freeman podrá certificar si el dolor crónico de este popular personaje corresponde o no a una FM. Por mi parte, he planteado los aspectos clave para su diagnóstico y debo reconocer que su apología del cannabis es tan desafortunada como loable su afán por dar a conocer la realidad de la FM.

2.2   Las 10 causas del desastre de la FM y sus soluciones

«Años de lucha para que nuestra enfermedad deje de considerarse imaginaria o derivada de un trastorno psicológico. Resultados de las investigaciones indican con bastante consenso que su origen posiblemente sea neurológico. Por supuesto, afecta a nuestro estado anímico por el dolor y la incomprensión que recibimos, pero no estamos fingiendo ni se trata de un trastorno de somatización» (Asociación de Fibromialgia de Almería (AFIAL), España 2017).

Unas declaraciones del reportero J. A. León, en el programa de Telecinco *Sálvame* (19 de julio de 2017), «donde los colaboradores hablan de forma totalmente desinformada sobre este síndrome, tildando a los afectados de hipocondríacos, exigentes y egoístas entre otras lindezas», desataron la polémica y cristalizaron en esta solicitud de rectificación procedente de AFIAL, una de las asociaciones de FM que hay en España.

Este incidente mediático, percibido en el entorno de la FM como una información errónea, en cuanto que considera la enfermedad como un trastorno psicológico, frente a la reivindicación del colectivo de tener una posible causa neurológica, es un fiel reflejo de las tensiones que surgen cuando a alguien se le ocurre hablar del factor mental en el origen de la FM, como este libro hará en los capítulos 5° (La mente) y 6° (La causa).

En ellos, aclararemos 2 conceptos erróneos sobre la FM que se leen en el documento de AFIAL. Uno es cuando dice: «Que deje de considerarse imaginaria o derivada de un trastorno psicológico… No estamos fingiendo ni se trata de un trastorno de somatización». El otro concepto erróneo es cuando solo contempla el factor psíquico como secundario a la FM («Afecta a nuestro estado anímico por el dolor y la incomprensión»), lo cual explica la depresión reactiva de muchos pacientes, pero excluye la posibilidad de que juegue un papel causal en el origen de la FM.

En cualquier caso, este debate impregna muchos grupos de FM de un tono de queja generalizada («No nos comprenden; nuestra enfermedad es muy real y no es mental») y es una de las causas que identificado como responsables del fracaso de la FM: la no aceptación de su naturaleza psicobiológica y la confusión de conceptos, ya que una enfermedad mental es tan real como cualquier otra.

Alguien tenía que esclarecer estos equívocos, por lo que decidí coger el toro por los cuernos y abordar los 10 principales problemas que consideraba responsables del callejón sin salida en que se encontraba la FM, aportando sus respectivas soluciones. ¿Con qué fin? El que inspira este libro: crear un clima de esperanza en el propio presente ¿Qué hice? Publicar un audiovisual el 24 de abril de 2017, que dividí en dos partes.

En una explicaba las 5 primeras causas del fracaso de la FM y cómo resolverlas. En la otra, de 29 de abril de 2017, abordaba las restantes 5 y proponía las soluciones:

1   El dilema: ¿física o mental?
2   El mito: todavía no hay cura para la FM.
3   La reclamación: la mala praxis médica.
4   La hostilidad: enfermos contra médicos y medicamentos.
5   La política sanitaria: escasas iniciativas para los pacientes.
6   El desconocimiento: la escasa formación del médico general sobre FM.
7   La desinformación: el médico no informa al enfermo.
8   La medicamentalización: cuando el médico solo prescribe fármacos.
9   El negocio ilícito: algunos se aprovechan de la desesperación de los enfermos.
10 La descoordinación: el médico general no coordina con los especialistas.

Causa 1. El dilema: ¿física o mental?

«Dr. Castillo: Me diagnosticaron FM en 2001. Quiero felicitarlo, pues me ha ayudado a comprender mejor mi enfermedad y a tener una esperanza que nunca antes había considerado. Como paciente, defino mi FM como "la más grande contradicción": Puedo moverme y no me muevo; puedo hacer y no lo hago. El dolor físico me agobia, y mi mayor lucha son mis limites mentales. Doy gracias a Dios porque me ha dado la oportunidad de vivir esta nueva vida» (Silvia Fragoso Valdez, mi canal médico en Youtube, junio de 2017, México).

Cuando querer no casa con poder y este con hacer, surge el conflicto emocional que nos expone la enferma. De ahí que no mencione ni fármacos ni otras terapias, sino que se centró en sus límites mentales. Por eso, mi respuesta a Silvia derivó hacia la búsqueda del apoyo psicoterapéutico y los consejos de autoayuda, para aprender a gestionar su dolor y sufrimiento.

El testimonio de Silvia, muy representativo de la mayoría de fibromiálgicos, nos demuestra que postular que la FM es física y no mental supone un debate equivocado. Como ella describe, al hablar de su «dolor físico» y de sus «límites mentales», deja patente que ambos factores están enraizados en la naturaleza de la FM.

El tabú de los que reivindican que «la FM no es mental», concepto que repudian, genera en ellos la obsesión de que se reconozca que «la FM es una enfermedad física», pese a no ser visible para los demás. Por un lado, esto es innecesario porque ya está reconocida por la OMS y la ACR. Por otro, el fanatismo en rechazar la existencia de un factor causal psíquico, es un motivo del fracaso de la FM porque choca con la evidencia de que la mente de estos pacientes está enferma y no es sólo una consecuencia de la FM. Otra cosa es que el médico no haga el comentario adecuado, como decir: «Todo está en su cabeza».

La realidad es que estamos ante una enfermedad biopsicosocial. ¿Por qué? Solo este modelo nos puede explicar que no menos del 99% (en mi estadística) de los verdaderos enfermos sean mujeres. Es el modelo causal del cuádruple estrés de la mujer: psicológico, físico, familiar y laboral (capítulo 5º).

Causa 2. El mito: «Todavía no hay cura para la FM».

«Gracias por apoyar la enfermedad y qué pena que no se investigue más sobre su causa, diagnóstico y curación, así como que no se preocupen más las instituciones» (Mar Lublu, abril de 2017, Alicante).

Una creencia generalizada de los enfermos sobre la FM es que se investiga poco. En el ámbito mundial, confirmé a Mar que se estudiaba en todos los aspectos (p. ej., genético, neurobioquímico, neurológico, marcadores diagnósticos, cuestionarios de evaluación y tratamientos). El problema, le dije, era que «esa información no se traslada a los enfermos». Respecto de las instituciones sanitarias en España, su implicación es cada vez mayor (p. ej., creación de nuevas Unidades de FM). Y, aunque falta mucho, se va mejorando.

En cuanto a que «no hay cura para la FM», se sigue manteniendo esta falsa creencia que yo mismo compartía al principio de mis estudios sobre la enfermedad. Derribaré esta barrera en el capítulo 6º, y, asimismo, será objeto de los 5 capítulos dedicados a los tratamientos de la FM, hasta el punto de pueden ser curativos en bastantes enfermos, en la medida en que se puede hablar de la curación de una patología crónica y multifactorial. Esto es algo que hasta ahora nadie ha expresado en público, por lo que ha contribuido al mito de que «no hay cura».

¿Qué debo aclarar sobre la curación de la FM? Una cosa es la curación total y definitiva. En Medicina solo erradicamos (en el sentido de que hacemos desaparecer para siempre) unos cuantos grupos de enfermedades: p. ej., infecciosas (con antibióticos), quirúrgicas (extirpando o reparando), carenciales (administrando el producto deficitario, como la Vitamina D si hay hipovitaminosis), endocrinas (con la hormona de sustitución, como la tiroxina en caso de hipotiroidismo) y pocas más.

Otra cosa es la curación de una enfermedad crónica y recurrente. En Medicina, «se puede curar de forma parcial o temporal» en el sentido de que neutralizamos el brote y logramos que aparezcan menos recidivas y que estas sean menos severas. A esta categoría pertenecen las autoinmunes (p. ej., lupus LES), en las que los fármacos estabilizan la enfermedad. También, las mentales (p. ej., depresión mayor), en que la combinación de psicofármacos y psicoterapia reduce el número de episodios depresivos a lo largo de una vida y puede salvar la vida de un enfermo con pensamientos suicidas.

¿Cuál es mi conclusión sobre la curación de la FM? Por ser mixta (psiconeurobiológica) y seguir un modelo de enfermedad crónica y recurrente, su tratamiento integral y causal nos permite ofrecer buenas oportunidades de mejoría clínica a medio plazo y de curación real a largo plazo. Por consiguiente, jamás debería volver ocurrir lo que me decía otra enferma: «Me diagnosticaron FM, pero no me dieron ningún tratamiento porque me dijeron que no hay ningún medicamento que la cure» (Lucila Huchín, mi canal médico junio de 2017, México).

Causa 3. La reclamación: la mala praxis médica.

«No he tenido un trato digno por los médicos. He sido maltratada y humillada. En cada consulta siempre me cambian el medicamento y nunca me dan explicación del porqué. Solo se limitan a darme incapacidad (se refiere a la baja laboral) y no a mejorar mi calidad de vida. Infinitas gracias por su información para poder explicar a mi especialista que no estoy deprimida y que lo que siento es real» (Kapaso Romero, 28 de abril de 2017, Colombia).

Es un vivo testimonio del fracaso de la FM, ocasionado por la mala praxis médica. Que la paciente se sienta maltratada y humillada, indica un penoso comportamiento de sus médicos. Por menospreciarla, no informarle y ni siquiera aliviarle el dolor, estos especialistas no son dignos de su profesión. Pero mi consejo debía ser más constructivo, y esto es lo que le recomendé a Kapaso: «Infórmeles sobre lo que ha aprendido acerca de la FM, para que tomen conciencia de la realidad de su patología, así como de los mínimos cuidados asistenciales que deben facilitarle para aliviar su dolor. Propicie un diálogo con ellos».

Causa 4. La hostilidad: enfermos contra médicos y medicamentos.

«Muchos médicos recetan a lo loco y ni se molestan en saber las contraindicaciones, o así parece, porque muchos medicamentos fastidian muchos órganos y no alivian nada. Llevo 33 años con esta enfermedad y aprendí mucho sobre ella. Me inflaron a pastillas que me perjudicaron más que ayudarme, por lo que ahora yo misma me medico. Otra consecuencia de la mala medicación, a la que me sometieron, es que me hizo ser hipertensa y me produjo 2 ictus leves. Ahora llevo 4 años muy bien con meditación y… (Cita una falsa terapia cuyo nombre omito, porque no está demostrada y averiguo que lo hace con finalidad publicitaria)» (C.M., mi foro de Facebook, julio de 2017).

Semejante testimonio motivó una réplica titulada *Hostilidad antimédico y antimedicamentos*. Fui rotundo: «Miente, porque ningún médico le ha podido diagnosticar de forma correcta una FM hace 33 años, ya que, entre otros motivos, en 1984 ni siquiera existían los primeros criterios diagnósticos. También miente cuando afirma llevar «4 años bien con solo 1 pastilla al día» (no menciona cual), lo que sería imposible si usted hubiera padecido una FM verdadera y solo tratada con medicamentos. Además, he verificado que está promocionando un remedio inútil con un fin comercial. Pero lo peor de todo es que incita a no tomar los medicamentos prescritos por el médico. Y esto es peligroso».

Este es un ejemplo de hostilidad contra la Medicina y la industria farmacéutica, pero que, aunque corresponde a una falsa enferma de FM, me sirve para ilustrar también la frustración de muchos pacientes verdaderos que, al no encontrar las soluciones que esperaban, están cansados de los médicos y han perdido la fe en ellos. La prueba es que en algunos grupos de FM se leen preocupantes descalificaciones contra mis colegas.

Es innegable que, como en cualquier otra profesión, hay malos médicos. Sin embargo, la actitud más justa y eficaz de un paciente insatisfecho con su médico no es desprestigiar a todos, sino presentar una queja por escrito al director del centro. Nunca deben pagar justos por pecadores, llegando al extremismo de desconfiar de todos los médicos. ¿Por qué? Porque el médico es el único profesional con certificación oficial para prevenir, diagnosticar y tratar enfermedades.

Causa 5. La política sanitaria: escasas iniciativas para los pacientes.

Hay 3 indicadores muy importantes para valorar la magnitud de la asistencia sanitaria que reciben los enfermos: las guías de práctica clínica, los documentos de consenso y el número de unidades especializadas en FM, en cada territorio. Cuanto más sean, tanto mejor será la asistencia integral que recibirá el paciente.

He aquí un resumen de estos 3 indicadores de calidad asistencial para la FM.

- Guías de práctica clínica
  La buena noticia es que cada vez son más las que se publican, normalizando así la FM. Un ejemplo, en España, es el Protocolo de Atención a Pacientes con FM (Consejería de Sanidad de la Comunidad de Murcia, 2010). Coordinado por la Dra. Josefa Marín (Directora de Asistencia Sanitaria), fue redactado por un equipo multidisciplinar: médicos especialistas (medicina familiar y comunitaria, reumatología y psiquiatría), psicólogos clínicos y diplomados universitarios (fisioterapia y enfermería).
- Documentos de consenso en FM
  Pese a estar dirigidos a los profesionales de la salud, en este libro traslado a los enfermos lo más útil para ellos. Mi referente imprescindible ha sido el Documento de Consenso sobre FM (Ministerio de Sanidad, de España, 2011). Fue coordinado por la Subdirección General de Servicios del Instituto Nacional de la Salud (INS) y contó con la participación de expertos en gestión (planificación sanitaria, programas asistenciales y calidad de procesos), así como de especialistas (medicina preventiva y salud pública, reumatología, medicina familiar y comunitaria, psiquiatría, psicología clínica, fisioterapia y rehabilitación). Es una obra maestra que solo requiere ser actualizada.
- Unidades especializadas de FM
  Son equipos asistenciales certificados por las autoridades sanitarias para prestar a los pacientes un tratamiento integral.

Suelen establecerse en hospitales y todavía hay pocas, si bien en España se está avanzando con la apertura de nuevas Unidades de FM. Sirvan 2 como ejemplo, ambas en Cataluña, España. Una es la del Hospital Santa María (Lérida) y que fue inaugurada en 2017. Otra es la Unidad de FM del Servicio de Reumatología del Hospital Clínico de Barcelona, cuyo coordinador es el Dr. Antonio Collado, que participó en la redacción del Consenso sobre FM del Ministerio de Sanidad.

Causa 6. El desconocimiento: «El médico general sabe poco sobre FM».

Las consecuencias del mal conocimiento de la FM por el médico de cabecera son 4 y están encadenadas. En primer lugar, se sentirá incómodo ante un enfermo tan complejo y lo diagnosticará mal. En consecuencia, prescribirá un tratamiento ineficaz. Por último, no informará al enfermo ni lo motivará para que confíe en la pauta prescrita.

En cuanto a los errores diagnósticos por desconocimiento, estos tienen gran impacto en el fracaso de la FM. Unas veces, el médico general ignora los criterios diagnósticos oficiales de la ACR, sobre todo los nuevos (2010). Otras, conociendo los antiguos (1990), los aplica mal. Y eso sin mencionar los pacientes diagnosticados de forma precipitada por exclusión de una patología orgánica detectable.

En cuanto a los errores terapéuticos, muchos derivan de partir de un diagnóstico equivocado, con lo que el mejor tratamiento antiFM fracasará. Otros son debidos a no conocer los fármacos y otras terapias con más eficacia demostrada. Así pues, la mejor formación para el correcto diagnóstico y tratamiento de la FM por el médico de cabecera no solo es una reivindicación de los pacientes, sino también una necesidad reconocida por los propios facultativos. Al respecto, la situación está mejorando, como he podido constatar en los últimos meses al recibir más comentarios de satisfacción de los pacientes con el trato y profesionalidad de los médicos de familia.

Causa 7. La desinformación: el médico no informa al enfermo.

Esta es una queja habitual del colectivo de la FM. Unas veces, por el poco tiempo disponible para la visita y otras, por la propia actitud del facultativo, que no levanta cabeza del ordenador y se limita a actualizar la historia clínica y a prescribir medicamentos. El problema resultante es que se informa poco o nada al enfermo.

Causa 8. La medicamentalización: cuando el médico solo prescribe fármacos.

Esta mala praxis médica, consistente en tratar la FM solo con fármacos, olvidándose de los demás tratamientos imprescindibles (psicoterapia y ejercicio aeróbico), es una de las causas más frecuentes del fracaso asistencial. En el capítulo 7° (La tríada terapéutica), explicaremos por qué y cómo deben complementarse en la proporción adecuada, según el tipo de FM que se diagnostique.

Causa 9. El negocio ilícito: algunos se aprovechan de la desesperación de los enfermos.

Los vendedores de falsos remedios seducen a los enfermos de FM. Unas veces se hacen pasar por fibromiálgicos ofreciendo soluciones no demostradas o ineficaces, pero que ellos afirman que les han curado.
Es preocupante que cada vez los veo más infiltrados en algunos grupos de FM, donde dan un teléfono de contacto o, con mayor sutileza, invitan al interesado a que pase al chat para facilitar más información en privado. En éste y en el capítulo n° 11 (¿Terapias alternativas?), aportaré los correspondientes testimonios.

Causa 10. La descoordinación: «El médico general no coordina con los especialistas».

Es un reproche habitual de los pacientes. Por eso y por su enorme trascendencia en una enfermedad tan multidisciplinar como la FM, bien merece el apartado siguiente.

2.3 La descoordinación asistencial con la FM: El caso de Antoñita Fernández

«Lo que usted propone sobre la coordinación del enfermo por el médico de familia es lo ideal, pero hay 3 problemas. El primero es que los médicos de cabecera, por los que yo he pasado, no tienen ni idea de FM. Además, se desentienden y no me envían al especialista o me marean haciéndome ir de aquí para allá. Incluso, tenemos que pedirles por favor que nos atiendan. El segundo es que con frecuencia tengo que estar cambiando de médico y, cuando encuentro al que necesito, me lo cambian de centro. Yo tenía un psiquiatra que me entendía y me informaba, y ahora me lo han sustituido por uno cuyo lema es que «hay que ser positivo» y no tiene nada más que decirme. El tercer problema es el tratamiento, pues un reumatólogo me dijo que no tenía remedio para mi dolor y que me atendiera el médico de cabecera. Esto no es serio. ¿Seguridad Social o Inseguridad Social? De hecho, en la Unidad del Dolor me visitan no por FM, sino por hernias lumbares. El doctor me dejó muy claro que allí no tratan la FM. ¿A quién acudimos, entonces? A mi esta enfermedad me está volviendo loca» (Antoñita Fernández, mi foro del Facebook, junio de 2016, Zaragoza).

Problema 1

¿Qué médico debe coordinar la FM sin marear al paciente? Sin duda, ha de ser su médico de familia quien gestione su asistencia sanitaria integral desde el centro de salud. Si usted percibe que «no tiene ni idea de la FM», debe exponerle lo que usted sabe y preguntar sus dudas, intentando propiciar un diálogo. Si usted nota que «se desentiende», pregúntele el motivo. Si, en contra de lo que usted piensa que es necesario, «no la envía al especialista», debe argumentarle el porqué de su convicción y esperar que le facilite una explicación razonable. Tenga en cuenta que, en la mayoría de situaciones, su médico de cabecera está facultado por sí mismo y no precisa consultar a otros, salvo en casos especiales (ver capítulo 7°.

Problema 2

¿Qué hacer si le cambian el médico por otro que no le comprende ni informa? Su historia clínica completa ya está informatizada, de modo que el nuevo especialista que le han asignado deberá leer todo lo que escrito por su predecesor. Por lo tanto, un cambio de médico no debería afectarla en absoluto. Si lo hace, usted puede decirle que esperaba recibir el mismo grado de comprensión e información que obtenía del anterior y que también quiere continuar con la misma pauta de tratamiento porque le iba bien. En cuanto a que solo le dice que «hay que ser más positivo», lamento tan simplista comentario de su psiquiatra, pues le tenía que haber dado una interpretación profesional de su estado mental.

Problema 3

¿Qué hacer si su reumatólogo le comenta que no tiene remedio para su dolor, lo cual es inaceptable porque la condena a la desesperanza? Pregúntele por qué le dice eso, ya que usted no padece un cáncer incurable. De hecho, lo que parece reconocer, sin decírselo, es que su patología requiere un tratamiento psiquiátrico y que no es de su competencia. Asimismo, lo ocurrido en la unidad del dolor es una forma eufemística de no decirle que atribuyen la FM a un problema psicológico. En cambio, sí le tratan su patología lumbar porque sus hernias discales sí son lesiones visibles con diagnóstico por imagen.

Sobre la coordinación asistencial de la FM por el médico de cabecera, adjunto una imagen ilustrativa de su interacción con los especialistas de reumatología, unidad del dolor, fisioterapia, psiquiatría y psicología clínica, así como entre estos (Figura 3, página siguiente).

FM- Médico General/de Familia
Debe coordinar bien con los terapeutas

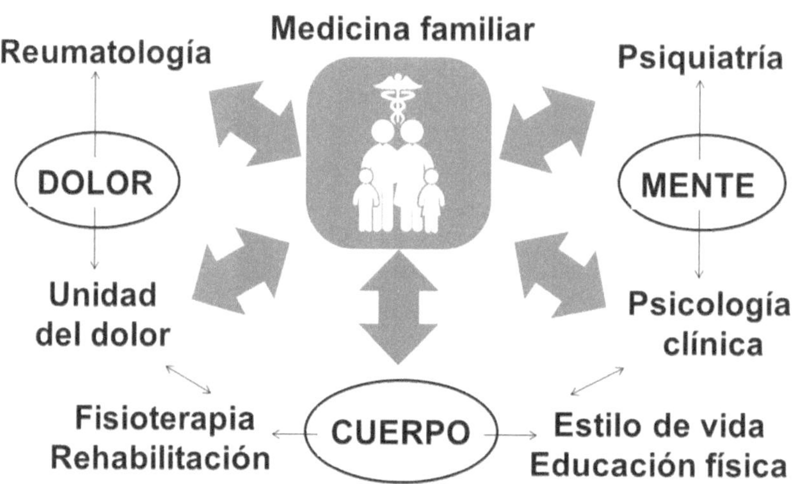

2.4 La deshumanización de la medicina: El caso de Marian Moya

«Estoy tan desolada que no sé ni qué hacer. Hoy me visitó de nuevo la doctora de medicina interna, que me ha estado mandando de un sitio para otro, como una peonza. Me comentó que en el último análisis de sangre, que me ordenó por sospecha de una patología autoinmune, todo era normal. Me vino a decir que "me busque la vida". Le pedí que me diera una cita con reumatología, pero me respondió que el reumatólogo no era el responsable de mi caso, porque me explicó que "la FM tiene que ser llevada por un equipo multidisciplinar y en este hospital no hay nada parecido". Le rogué que me diera una salida, porque me duele la pierna izquierda (tengo secuelas de polio, voy en silla de ruedas y lo de mis piernas siempre lo han obviado) y también la cabeza me duele más. Pero no ha querido escucharme. Mañana hablaré con el Servicio de Atención al Paciente y, si puedo, con la asistente social. Os juro que no es tanto que me sienta mal, sino que me siento perdida y abandonada por los médicos. Impotente» (Marian Moya, junio 2017, Madrid).

Que una paciente, cualquiera que sea su motivo de consulta, salga sintiéndose «impotente, desesperada, desconsolada y abandonada por los médicos» es inaceptable. Aunque su internista le ha dicho lo correcto en cuanto a que la FM «debe ser llevada por un equipo multidisciplinar», la ha dejado sin ni siquiera una solución parcial. Ha olvidado el deber ético de la Medicina, que es, como mínimo, aliviar el sufrimiento que conlleva cualquier enfermedad.

Este comportamiento de algunos médicos es perjudicial para todos. Para la paciente, porque agrava su problema al no darle esperanza. Para la sanidad, porque tener mareada una enferma de especialista en especialista, solo conduce al deterioro y colapso del sistema sanitario. Para el médico, porque conduce al descrédito generalizado de una profesión honorable.

En el caso de Marian, que dice que «no ha querido escucharme», la agravante es mayor porque ha sido con un especialista de medicina interna, que es el equivalente hospitalario al médico de familia en el ámbito extrahospitalario. Su internista debió hablar claro con Marian y exponerle su probable sospecha de FM asociada a trastornos psíquicos (tipo

III), pero nunca desentendiéndose, sino aportándole consejos médicos para, por lo menos, orientarla y consolarla. Además, esta internista no ha tenido en cuenta un posible síndrome postpolio, como el que describiré en el capítulo 4º a propósito de Frida Kahlo.

En suma, ningún médico debe olvidar que, tanto si el tiempo disponible para atender un paciente son 5 minutos o 15, jamás debe omitir ninguna de las 4 reglas básicas de la visita de un enfermo: escuchar el motivo de consulta, explicarle su diagnóstico y plan terapéutico, no limitarse a recetar fármacos, y motivar al paciente para que siga la pauta terapéutica.

2.5   El autodiagnóstico (se atribuye la FM): el caso de L.F.

«Ya fui a atención al usuario para la FM. Cumplo la mayoría de los requisitos: intolerancia al esfuerzo, sueño no reparador, cansancio que no recupero, mialgias, artromialgias (a veces con signos autoinflamatorios), trastorno de concentración y memoria, cervicalgias, pérdida de fuerza de las piernas y caídas. Esto último empieza con debilidad en EEII, pero no me saben decir de qué procede. Además, padezco síndrome de piernas inquietas, lumbalgias, mareos, síndrome de colon irritable, trocanteritis, fisura en cadera izquierda y bursitis en cadera derecha, hernia de hiato, gastritis crónica, subluxaciones de hombro, astenia, síndrome ansioso-depresivo, los pies… No recuerdo nombre, etc. Son unos cuantos síntomas que se asocian tanto a la FM como al SFC. Quien no lo quiera ver es porque no quiere. Con la FMF (Fiebre Mediterránea Familiar) son ya 5 años de padecerla. Con lo demás, hace más tiempo aún, pero cada vez más fuerte» (L.F., resumen de nuestra comunicación, junio de 2016, España).

¿Quién puede escribir esto sin ser un sanitario o sin copiarlo de un texto de FM? 3 indicios de su descripción me hicieron sospechar. Uno, que comenzara hablando del servicio de atención al usuario. Otro, que, no siendo médico, mencionara hasta 23 síntomas que decía padecer por supuestas FM, SFC y FMF. El tercero, que asegurara que todo eso era debido a FM o a SFC, a la vez que criticaba a quien no le diera la razón. Su objetivo parecía ser impresionar con el fin de que nadie pusiera en duda que estaba enferma de lo que ella misma se autodiagnosticaba.

Ante mi recelo de que no padeciera SFC, le envié los criterios diagnósticos de Fukuda «para que esté segura de que los cumple». Y ante la posibilidad de que tampoco padeciera FM, le recordé los criterios diagnósticos oficiales de la ACR y le pedí que me enviara su historia clínica, «para comentársela», como suelo hacer. ¿Qué ocurrió después? Muy previsible: jamás me respondió, pese a una muy extensa comunicación previa sobre su sintomatología, sus quejas y la confabulación que parecía sufrir al no aceptarse su autodiagnóstico.

¿A qué se debió su silencio posterior? Les aseguro que si vieran su aspecto, propio de una joven pletórica de salud, ningún ojo clínico aceptaría como verdadero todo lo que decía padecer. Era obvio que sabía que la FM es una enfermedad imitable, porque no hay ningún dato analítico, radiológico ni físico que sea específico. Era obvio que se había aprendido la lista de síntomas, que están al alcance de cualquiera. Era obvio que ni su juventud ni su apariencia coincidían con una enferma de FM, marcada por el sufrimiento crónico. Era, pues, una falsa enferma. Pero ¿por qué?

2.6 El simulador (finge la FM): el caso de L.F.

«También tengo problemas con todos los informes médicos, menos con el del Centro de Atención Primaria, al que la justicia hace menos caso. Tengo 3 enfermedades y todas son invisibles. La FMF no me aparecía en la genética (se refiere a que no tenía marcadores positivos en la analítica). Insisto, pero parece que no me hacen caso. Solicito un informe más completo y nada. ¿Es que tengo que atarme en alguna parte del hospital y hacer huelga de hambre? Ya no sé qué más puedo hacer» (L.F., junio de 2016).

No me aportó pruebas objetivas confirmatorias (ni siquiera una analítica positiva para la FMF) y, sin embargo, hablaba de «informes médicos» y de «que la justicia le haga caso». Esto explica que nunca más volviera a contactar conmigo, porque me debía demostrar su supuesta FM.

Pero todo era una farsa. Evidenció conocer bien los tipos de informes que son más tenidos en cuenta por los centros de valoración de incapacidades. Era, pues, manifiesta una finalidad médico-legal: una baja o una incapacidad laboral.

¿Por qué los médicos no cayeron en su trampa? Porque el facultativo se enfrenta cada día al dolor de la enfermedad real y está preparado para diferenciar cuando está delante de un enfermo verdadero o de un simulador.

El que finge reúne 3 criterios: afirma tener síntomas que no se correlacionan con los hallazgos exploratorios o su grado de sufrimiento, no coopera en las pruebas diagnósticas para certificar si está enfermo ni tampoco sigue las instrucciones sobre el tratamiento a seguir».

3 El diagnóstico antiguo (ACR 1990): cuando solo se valoraba el dolor

3.1   Los errores diagnósticos: el caso de Marilyn Sayago

«Tengo 42 años y dejé de visitar a mi reumatólogo porque no me entendía. La última vez me dijo que la FM estaba en mi mente y que tenía que dejar de pensar en muchas cosas. Me la diagnosticaron hace 4 años, pero, siempre que iba a los médicos, salía con un diagnostico diferente. Mi vida ha sido un caos total. He salido sola de muchas depresiones. A veces no me soporto con mi mal humor. Mi gran problema es que me canso muy rápido y no puedo dormir porque me duele mucho la cadera, se me corre hacia la rodilla y nada me lo alivia. Ya no sé qué tomar. Al despertar, estoy como si me hubiera pisado un camión. Aconséjeme, doctor, ¿qué puedo tomar para volver a ser la de antes? Yo era muy activa y ahora parezco una persona con vejez prematura. Ayúdeme. Gracias» (Marilyn Sayago, mi canal médico de Youtube, 24 julio de 2016, Venezuela).

Este suplicante testimonio me caló por su indefensión al no encontrar un tratamiento adecuado para su dolor («nada me alivia»), pero también por no sentirse comprendida por su reumatólogo. Este apuntaba a una causa psicológica («todo está en su mente»), pero, en lugar de enviarla a un especialista en salud mental, se limitó a dejarla a su albur («deje de pensar en muchas cosas». Ante su ineficacia terapéutica, dejó de visitarlo.

En cuanto a historial de «muchas depresiones de las que he salido sola» le expliqué que en su caso, tenían una indiscutible relación con su dolor. ¿Qué quería decir con eso? ¿Qué eran la causa o, tal vez, la consecuencia de su dolor? Lo veremos en los capítulos 5° y 6°. Al analizar un caso clínico como este, muchas son las preguntas que uno se hace sobre la patología de esta enferma:

- ¿Está confirmado el diagnóstico de FM?
- En caso afirmativo, como se la detectaron en 2012, ¿en qué se han basado?
- En caso negativo, ¿no será que su dolor de cadera tiene una causa ortopédica (p. ej., artrosis de cadera) o reumatológica (p. ej., artritis autoinmune)?
- ¿No será que su crónico estado depresivo la hace más sensible a una coxalgia, es decir, que aumenta la percepción de su dolor en

la cadera?

- ¿Cómo es posible que un reumatólogo no le administre un tratamiento analgésico que, por lo menos, alivie tanto dolor y, a la vez, no le aconseje la visita a un psiquiatra o un psicólogo para ayudarla a resolver el caos que ha sido su vida?

Es obvio que muchas cosas no se han hecho bien con la FM, y, en este capítulo, explicaré como se deberían haber realizado todos los diagnósticos desde 1990 hasta ahora. Por otro lado, ¿existía algún parámetro analítico, método diagnóstico por imagen, neurológico o de otro tipo que confirmara una FM? En caso positivo, ¿eran verdaderos todos los casos? y ¿había casos reales que no se diagnosticaban?

3.2 ¿Cómo se ha diagnosticado la FM?

La ausencia de resultados positivos para FM, tanto en las pruebas analíticas como en las radiografías, explica por qué la FM ha sido denominada la enfermedad invisible y por qué estos pacientes se han obsesionado con demostrar que su sufrimiento no es imaginario, que no son hipocondríacos ni simuladores. También les ha marcado con el recelo, de familiares y sanitarios, sobre la veracidad del dolor que manifiestan sufrir, estigmatizándola como una enfermedad incomprendida.

Veamos lo más relevante sobre las investigaciones llevadas a cabo para encontrar un diagnóstico específico de la FM.

Las pruebas de laboratorio: marcadores diagnósticos

No se conoce ningún marcador bioquímico específico para la FM. Es decir, los análisis clínicos siempre son normales, y cuando algún parámetro se encuentra alterado se debe a otra enfermedad asociada o coexistente con la FM. Por lo tanto, las pruebas analíticas no son útiles para diagnosticar la FM.

Esto la diferencia de las otras patologías con las que puede confundirse, para las que sí disponemos de parámetros de laboratorio más o menos específicos y que nos confirman el diagnóstico. Así, p. ej., en el lupus (LES) los anticuerpos antinucleares (ANA) son marcadores clave para su confirmación e, incluso, para valorar la respuesta al tratamiento, porque, si con este se normalizan, sabemos que la enfermedad está bien controlada.

¿Y en el futuro? Se están investigando posibles marcadores diagnósticos (neuroquímicos, genéticos y hormonales) que sean detectables en muestras de líquidos biológicos. Así, p. ej., se sabe que la sustancia P (un neuropéptido) está aumentada en el líquido cefalorraquídeo (LCR), en la médula espinal, pero el problema es que sería inaplicable para el diagnóstico rutinario, pues requiere una punción lumbar. También se conoce que, p. ej., el genotipo homocigoto Met-Met es más frecuente en la FM. Sin embargo, hoy por hoy, están en fase de investigación sobre su eficacia y viabilidad en la práctica.

Las técnicas de diagnóstico por imagen: en investigación

Los estudios con técnicas de neuroimagen (p. ej., resonancia magnética cerebral funcional, RMCF) revelan anomalías en el cerebro de pacientes con FM, en comparación con voluntarios sanos. Sin embargo, estos cambios visibles en el cerebro todavía no son bien comprendidos ni específicos de la FM, por lo que este método aún no se ha introducido en la práctica médica como un criterio de diagnóstico instrumental de la FM.

Tampoco las técnicas de imágenes musculoesqueléticas (p. ej., radiografía o rayos X, resonancia magnética, TAC, scanner) muestran algún cambio específico de la FM en las zonas dolorosas. Esto la diferencia de las enfermedades reumáticas degenerativas (artrosis), las inflamatorias (p. ej., artritis, bursitis y tendinitis) y las infecciosas (p. ej., osteomielitis) en que observamos lesiones o trastornos específicos para confirmar su diagnóstico.

Los registros del sueño y ondas cerebrales: en investigación

La polisomnografía (registro gráfico de las diferentes fases del sueño) muestra alteraciones en la continuidad del sueño (está fragmentado o interrumpido) y en la estructura del sueño (disminución de las fases profundas del sueño no REM), pero se debe estudiar mejor su significado, así como su eficacia diagnóstica para la FM.

La electroencefalografía (EEG, registro de la actividad eléctrica cerebral) sólo ha explicado lo que sabemos que ocurre durante el sueño de estos enfermos: su difícil conciliación, su frecuente interrupción y el despertar precoz. Conocemos la importancia de la etapa cuatro del sueño en la FM, ya que, si interferimos en ella (p. ej., con el estrés emocional o el dolor físico), el cuadro clínico empeora.

La exploración física es la clave

Entonces, ¿de qué disponemos desde 1990 para diagnosticar la FM? Sólo de la sintomatología de estos pacientes, que registramos en su historia clínica. Y, desde entonces, siempre ha habido un par de síntomas protagonistas: el dolor y la hiperalgesia. Esto explica que la confirmación de la FM se haya venido haciendo con datos subjetivos (dependientes de la percepción del dolor por el enfermo) y otros de cariz más objetivo (dependientes de la exploración física por el médico). Por eso, decimos que, hasta ahora, solo hemos tenido la posibilidad de hacer un diagnóstico clínico o sintomático de la FM.

3.3   La primera definición oficial: los criterios diagnósticos ACR 1990

«En agosto del 2016, mi reumatóloga sospechaba que yo padecía FM. En febrero de 2017, ya tenía los 18 puntos y fui diagnosticada de FM. He estado muy mal, porque los dolores son terribles y me duelen muchas zonas al mismo tiempo: la cervical, la lumbar, el hombro y todo el brazo hasta llegar a los dedos, que ya casi no puedo mover por el dolor. No duermo nada bien porque el dolor me despierta. Llevo ya 8 días sin poder dormir, tan solo escasas horas a lo largo del día» (Marie Chantal Busseuil, mi canal médico en Youtube, 25 de julio de 2017, Mexico).

¿A qué 18 puntos se refiere Marie? Fue en 1990, cuando la Sociedad Americana de Reumatología (American College of Rheumatology, ACR), dándose cuenta de la necesidad de confirmar la existencia de FM de una forma más precisa y sistemática (para que en todo el mundo se diagnosticara igual), publicó los primeros criterios de diagnósticos de FM. Por ese motivo, nos referiremos a ellos como los criterios ACR 1990.

Este hito de la historia de la FM fue publicado por el Dr. F. Wolfe y colaboradores con el siguiente titular: «Criterios para la clasificación de la FM: Informe del Comité de Criterios Multicéntricos» (del inglés *Criteria for the Classification of Fibromyalgia: Report of the Multicenter Criteria Committee*). El artículo apareció en una revista médica de su especialidad: *Arthritis & Rheumatology* (1990).

Este pionera definición de la FM describía la existencia de 18 puntos dolorosos (puntos control o puntos gatillo) y cuya evaluación estaba pensada para el ámbito del reumatólogo, ya que estos especialistas no eran solo quienes los definieron, sino que, además, eran los que tenían la formación y experiencia necesarias para una exploración física correcta de los mismos. Por dicho motivo, es lógico que del ACR 1990 se derivara una concepción de la FM como enfermedad reumatológica.

Esto explica por qué muchos médicos generales desconocen aún la existencia de estos criterios diagnósticos y, si los conocen, no los aplican, unas veces por carecer de práctica en su exploración y otras por no tener tiempo suficiente para hacerlo en los escasos minutos de una consulta. Para un mejor conocimiento por el médico y para que todo enfermo diagnosticado de FM, en los últimos años, sepa que se los deben haber explorado, ya que son imprescindibles para certificar la enfermedad, será de utilidad lo que sigue.

Los 18 puntos dolorosos

Los puntos gatillo corresponden a pequeñas áreas de tejidos blandos que son muy sensibles a los estímulos táctiles, por lo que presionamos sobre esos puntos específicos durante la exploración manual del paciente. En 1990, se seleccionaron 9 pares situados a ambos lados del cuerpo, esto es, 9 puntos en el lado derecho y otros 9 simétricos en el lado izquierdo. En total, 18. Para no olvidar ninguno de los 9 pares, podemos agruparlos en dos partes del cuerpo según que el médico se sitúe por delante o por detrás del enfermo. Asimismo, como se señala en la imagen, dividimos el cuerpo en 4 cuadrantes (Figura 4).

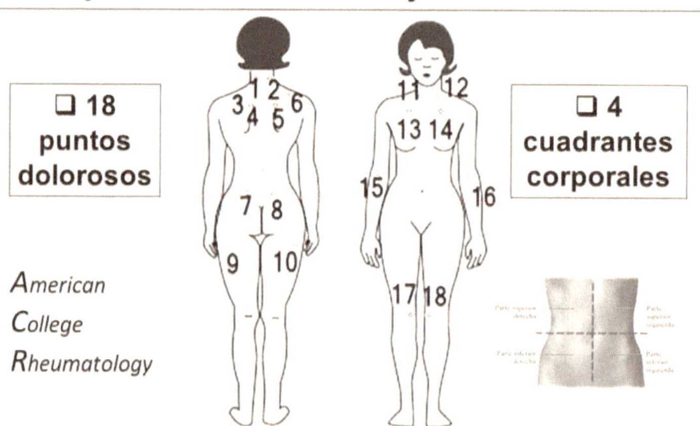

En la siguiente imagen, visualizo la denominación anatómica de los 9 pares de puntos gatillo. A su vez, para saber lo muy pormenorizada que es su localización, a los efectos de realizar un diagnóstico preciso, se lo describo con más detalle. Así entenderá porqué, hasta ahora, su exploración física se ha dejado casi siempre en manos del reumatólogo (Figura 5, página siguiente).

FM- Diagnóstico ACR 1990
Localización de los *9 pares de puntos gatillo*

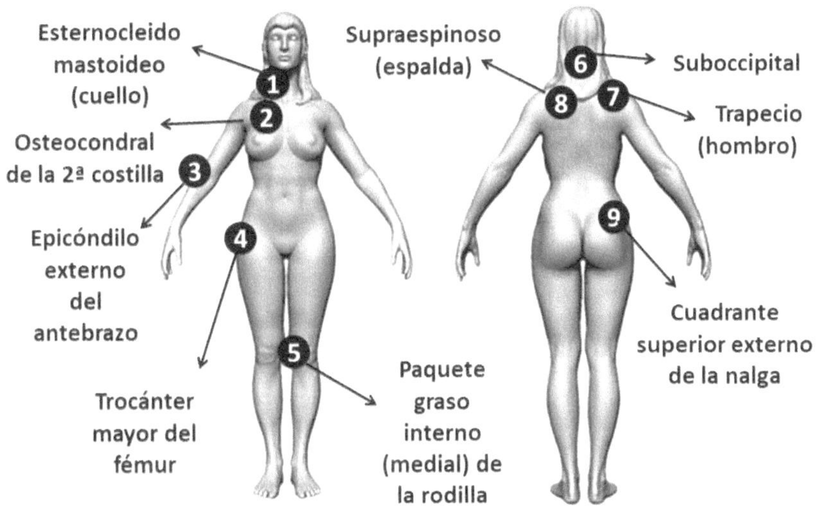

1. Cervical bajo (parte inferior del cuello), debajo del músculo esternocleidomastoideo, a la altura de las vértebras cervicales C5-C7.
2. Segunda costilla (parte alta del tórax), donde el hueso y el cartílago se unen en la articulación osteocondral.
3. Epicóndilo (parte alta del antebrazo), en la cabeza del hueso radio, hacia la flexura del codo, a 2 cm por debajo del epicóndilo externo.
4. Trocánter mayor (cadera), a la altura de esa prominencia ósea de la cabeza del fémur, donde se insertan poderosos tendones musculares.
5. Rodilla, en la almohadilla grasa del lado interno y próximo a la línea articular
6. Occipucio (nuca), en la inserción del músculo suboccipital.
7. Trapecio (hombro), en la mitad superior del músculo trapecio.
8. Supraespinoso (espalda), encima de la espina del omóplato donde se inserta el músculo.
9. Glúteo, en el cuadrante superior y externo de la nalga.

¿Cómo debe el médico explorar los 18 puntos dolorosos?

- Los puntos dolorosos no han de presentar signos inflamatorios.
- La presión debe efectuarse con los dedos pulgar o índice
- Se debe presionar durante varios segundos, ya que si es muy breve se puede obtener un resultado falso negativo.
- La presión debe realizarse con una fuerza equivalente al momento en que cambia la coloración subungueal (bajo la uña) del dedo del explorador.
- Para que un punto se considere verdadero positivo la persona explorada tiene que afirmar que la palpación le produce dolor.
- No se considera positiva la palpación sensible (cuando solo siente una leve molestia).
- Los enfermos con FM pueden presentar dolor provocado a la presión en otras zonas distintas a las anteriores. En tal caso, se cuantificaran unos y otros puntos.

3.4   Los requisitos del ACR 1990: 3 ejemplos

¿Cuáles son las 3 características del dolor para certificarlo como propio de una FM?
-    Dolor crónico: 3 meses o más de duración.
-    Hiperalgesia: 11 o más de los 18 puntos dolorosos a la presión.
-    Dolor generalizado: en al menos 3 de los 4 cuadrantes corporales y, además, ha de doler como mínimo alguna zona del eje del esqueleto (de las vértebras cervicales a las lumbares).

Ejemplo 1: caso positivo de FM (Figura 6)

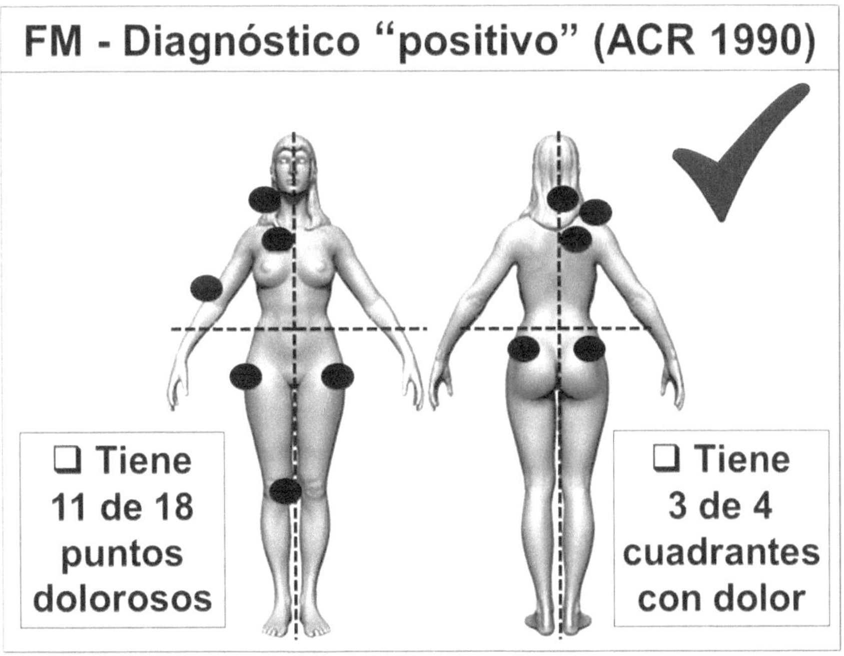

Esta paciente cumpliría las 3 exigencias ACR 1990:
-    Tiene el mínimo imprescindible de 11 puntos dolorosos.
-    Tiene dolor en una parte del esqueleto axial (en concreto, en la

columna lumbar).
- Tiene dolor en 3 de los 4 cuadrantes: el superior derecho (con 6 puntos de dolor), el inferior derecho (con 3), y el inferior izquierdo (con 2).

Ejemplo 2: caso negativo de FM (Figura 7)

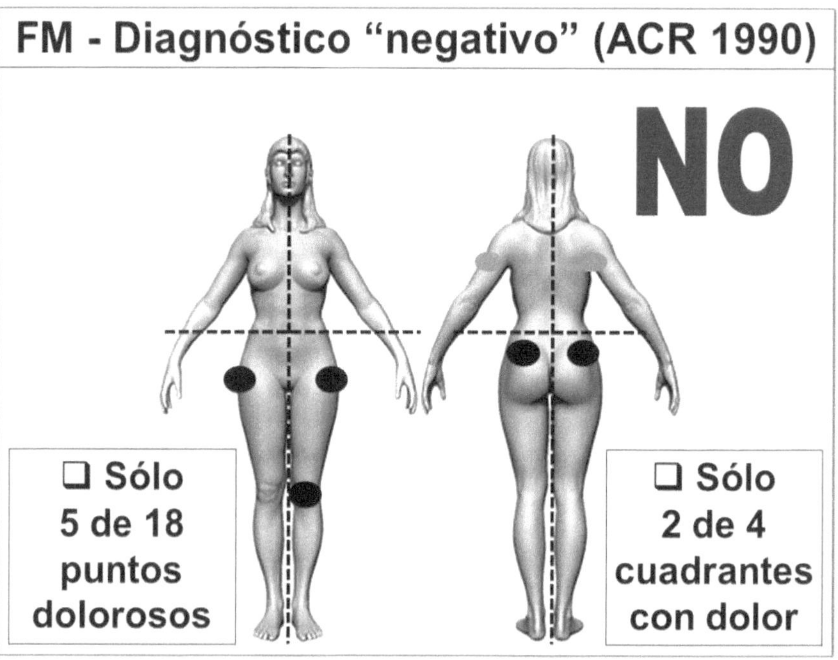

Por el contrario, esta mujer no cumpliría los 3 requisitos de FM (según ACR1990):
- No tiene el mínimo requerido de 11 puntos dolorosos (sólo tiene 5 de 18).
- Tiene dolor en la zona lumbar.
- No tiene dolor en un mínimo de 3 de los 4 cuadrantes (solo en 2: el inferior derecho, con 2 puntos de dolor, y el inferior izquierdo, con 3 puntos).

Ejemplo 3: caso dudoso de FM (Figura 8)

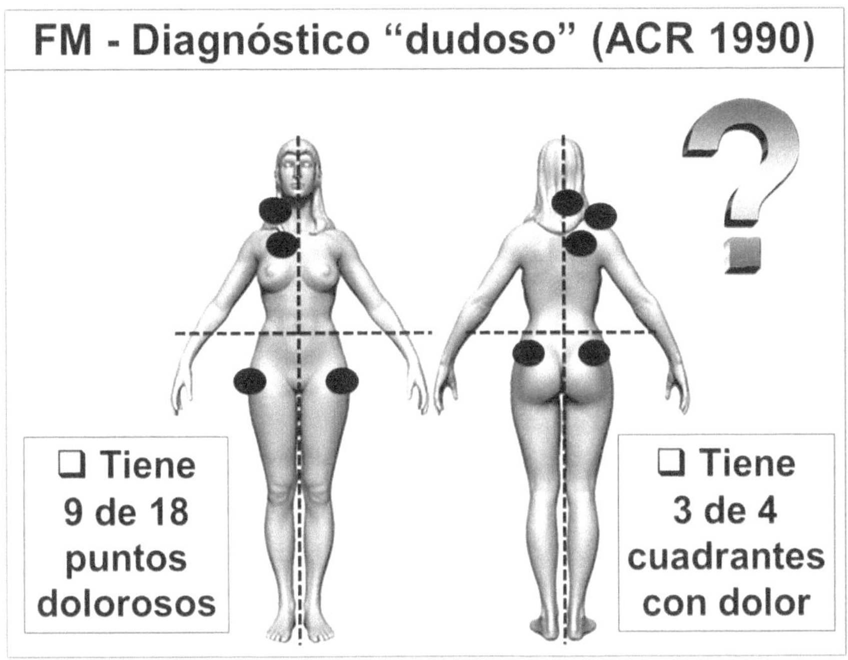

Si bien los 2 primeros casos (el positivo y el negativo) son muy claros, en la práctica clínica son frecuentes los casos intermedios, frente a los cuales se complica mucho afirmar si es o no FM. En la simulación de la imagen, mi valoración sería que técnicamente (según ACR 1990) no es un caso de FM al 100%, pero que clínicamente podría considerarse positivo de FM, una vez hayamos excluido cualquier otra posible causa de su dolor corporal generalizado.

- No tiene el mínimo imprescindible de 11 puntos dolorosos (solo tiene 9).
- Tiene dolor en una parte del esqueleto axial (en concreto, en la columna lumbar).
- Tiene dolor en 3 de los 4 cuadrantes: el superior derecho (con 5 puntos de dolor), el inferior derecho (con 2) y el inferior izquierdo (con 2).

Ante esa duda técnica, una vez descartada otra enfermedad, sería mejor tratar a la paciente como enferma de FM que asumir que no la padece y equivocarnos. Si la padeciera, debería responder, por lo menos algo, al tratamiento correcto. En cambio, si no responde a la pauta terapéutica establecida, deberíamos revisar su diagnóstico.

3.5   ¿Cuál es su eficacia diagnóstica para confirmar una FM?

«En 1990, bajo la dirección del American College of Rheumatology (ACR), se publicó un gran ensayo clínico multicéntrico que estableció los criterios diagnósticos de FM que se utilizan en la actualidad. Se atribuyó a dicha definición una sensibilidad del 88,4% y una especificidad del 81% frente al juicio (opinión) de expertos» (Dr. C. Alegre de Miquel y colaboradores, Documento de Consenso interdisciplinar para el tratamiento de la FM, Actas Esp. de Psiquiatría, 2010, España).

La eficacia de cualquier método diagnóstico se define calculando la media aritmética (en la versión sencilla) de 2 parámetros. Uno es la sensibilidad, que mide el porcentaje de verdaderos positivos (enfermos de FM que dan positivo en la prueba). El otro es la especificidad, que mide el porcentaje de verdaderos negativos (personas sanas que dan negativo en la prueba de la FM). En el caso del ACR 1990, se estima que su eficacia diagnóstica es del orden del 85%.

- Sensibilidad: 88%. Significa que hay un 88% de verdaderos enfermos que dan positivo (son verdaderos positivos). Dicho de otra manera, hay un 12% de enfermos de FM que dan negativo (son falsos negativos).
- Especificidad: 81%. Significa que hay un 81 de personas sanas que dan negativo en la prueba (son verdaderos negativos). Dicho de otra manera, hay un 19% de personas sin FM, pero que dan positivo (son falsos positivos).

En conclusión, la mayoría de los enfermos de FM (88%, esto es, casi 9 de cada 10) dan positivo en la prueba de los 18 puntos dolorosos, mientras que un número no desdeñable de personas sin FM (19%, esto es, casi 2 de cada 10) dan positivo en esta prueba. Esto significa que la precisión diagnóstica es buena pero no excelente, debido sobre todo al 19% de enfermos positivos por error.

3.6 La necesidad de mejorar el diagnóstico: el caso de Elda Fernández

«Soy enfermera y llevo diagnosticada de FM hace algo más de 1 año. Un día, una amiga me comentó lo mal que lo pasaba su madre por esta enfermedad, y yo, al informarme, por mi profesión percibí que lo que decía el libro de consulta era también lo que yo padecía. A continuación, busqué un reumatólogo, que hizo un diagnóstico diferencial escrupuloso y me mandó rellenar varias escalas. Al final, me explicó que tenía FM en grado 3, lo que significaba un nivel bastante elevado (más de un 65%) de afectación en mis actividades cotidianas. Aprovecho para decirle que, de toda la información a la que he tenido acceso, la suya es la más clara, concisa y veraz» (Elda Fernández, mi canal médico en Youtube, agosto de 2017, España).

¿A qué se refiere Elda cuando nos relata que su reumatólogo le «mandó rellenar» varias escalas? ¿Quiere decir que respondió a varios cuestionarios? Y, por otra parte, es extraño que no nos mencione si su reumatólogo también le exploró los 18 puntos dolorosos. En caso negativo, ¿se debe a que, cuando la diagnosticaron en 2016, ya había otros criterios para la FM, que en lugar de puntos gatillo evaluaban a los enfermos con escalas diagnósticas?

Con el paso del tiempo, al comprobarse los casos dudosos y erróneos, así como otros problemas derivados de la aplicación de los criterios diagnósticos ACR 1990, fueron apareciendo una serie de críticas a los mismos.

Una objeción práctica fue que los criterios ACR 1990 no son utilizables por el médico general. De hecho, se comprobó que la exploración de los 18 puntos dolorosos casi nunca se realizaba en los Centros de Atención Primaria (CAP) por el médico de familia, dándose la paradoja de que, en el modelo asistencial sanitario español y de muchos otros países, éste es quien debe recibir en primera instancia a estos pacientes para la consulta de nuevo diagnóstico. De hecho, muchos médicos generales la desconocían.

Una objeción conceptual fue que, con aquel enfoque diagnóstico, basado en 2 síntomas (dolor musculoesquelético e hiperalgesia), la FM era limitada al ámbito del experto clínico en el dolor: el reumatólogo. Pero esto era erróneo, porque ahora sabemos que la FM no es sólo dolor, sino también insomnio, cansancio y mucho más. No nos olvidemos que estamos hablando de la enfermedad de los 100 síntomas.

Algo debía cambiar para mejorar la situación, reflejando de forma más fidedigna la patología real y compleja de estos enfermos. Era necesario que los otros 3 síntomas tradicionales de la FM (sueño no reparador, fatiga y rigidez matutina), así como muchos otros cada vez más conocidos (p. ej., trastornos cognitivos, vasomotores, etc.) y que no estaban incluidos en los criterios ACR 1990, pasaran a cobrar su merecido protagonismo en una nueva definición de la FM.

El nuevo concepto debería implicar 3 cambios significativos: tener una visión más completa e integral del enfermo de FM, considerar la enfermedad como un proceso crónico y evolutivo y ser aplicable por el médico de familia. Así pues, había que redefinirla: «La FM ha dejado de considerarse una enfermedad musculoesquelética. Cada vez más se ha concebido no tanto como una condición discreta (presente-ausente), cuya presencia pueda determinarse mediante un criterio rígido, sino como un *continuum* donde los síntomas fluctúan a lo largo del tiempo. Este concepto requería de un criterio más dinámico, a la vez que englobara otros síntomas característicos en este síndrome más allá del dolor» (Informe AQuAS, 2017, Barcelona).

4 El nuevo diagnóstico (ACR 2010): una visión integral del enfermo

4.1 ¿Sufrió FM la mujer icónica del dolor?: el caso de Frida Kahlo (Mexico)

«Me entenderás cuando te duela el alma como a mí».

El símbolo internacional de la FM es esta admirable mujer, pintora e intelectual mexicana de ascendencia paterna checa y madre mejicana (1907-1954). Todo un personaje histórico, una leyenda, cuya sufrida existencia la ha convertido en la representante de la agonía de una vida marcada por el dolor crónico. Su frase evoca el tormento de una persona flagelada por el dolor físico y anímico, como testimonió en su arte y sus legendarias reflexiones.

Todo comenzó a raíz de 3 problemas de salud que sellaron su destino. A los 13 años, contrajo una poliomielitis, infección vírica que dañaba la neurona motora (en la médula espinal), responsable de la contracción y relajación muscular. La polio producía una parálisis progresiva de todos los músculos, por lo que se la llamó parálisis infantil. Su riesgo mortal consistía en inmovilizar los músculos respiratorios, lo que causaba asfixia, salvo que el niño fuera colocado dentro de los llamados pulmones de acero. En el caso de Frida, la obligó a permanecer 9 meses en cama y le dejó la secuela de una discapacidad motriz permanente.

A los 25 años, otra circunstancia complicó más su quebradiza salud. Fue víctima de un grave accidente de tráfico, que la mantendría postrada durante mucho tiempo, que requirió hasta 32 intervenciones quirúrgicas y a estar apresada en incómodos corsés de yeso. Su columna vertebral había sufrido 3 fracturas, lo mismo que su hueso pélvico. Su atrofiada pierna derecha se fracturó por 11 puntos y, para colmo, un pasamano del autobús le atravesó la cadera saliendo por la vagina. «De esta forma tan brutal, había perdido mi virginidad», se lamentaba Frida.

A los 43 años, a consecuencia de una gangrena infecciosa, le tuvieron que amputar una pierna. Como no podía ser menos, tanta adversidad la sumió en una profunda depresión, durante la que protagonizó 2 tentativas de suicidio, con sobredosis de la morfina con que anestesiaba el dolor. Finalmente, murió en julio de 1954, con solo 47 años.

No se realizó ninguna autopsia —¿para qué?—, y sus cenizas se conservaron en la Casa Azul de Coyoacán, en Mexico DF, en el mismo lugar que la vio nacer y que he tenido el privilegio de visitar en un par de ocasiones.

No es de extrañar que sus cuadros y declaraciones estuvieran impregnados de su experiencia con el dolor físico y el sufrimiento anímico. «Espero, alegre, la salida y espero no volver jamás» fueron las últimas palabras escritas en su diario.

¿Padeció Frida una FM? Y, en caso afirmativo, ¿de qué tipo? Esta es la pregunta que hasta ahora nadie había contestado.

Lo más probable es que sufriera lo que hoy denominamos síndrome postpolio, cuyos 3 síntomas principales (dolor muscular, debilidad muscular y fatiga) aparecen hasta 30 años después de la parálisis inicial ocasionada por el virus de la polio.

Todo me indica que Frida Kahlo habría sufrido un tipo de FM hiperalgésica y depresiva secundaria a una enfermedad crónica previa (tipo II). Es uno de los 3 tipos cuya causa, mecanismo y tratamiento describiré en el capítulo 7º.

4.2 Diagnóstico de la FM: ¿cómo saber quién la padece? (vídeo en mi canal de Youtube del 24 de marzo de 2017?

El futuro tal vez nos traiga un parámetro de laboratorio específico para la FM, pero, mientras tanto, ya podemos diagnosticarla con un notable grado de certeza basándonos en los modernos criterios ACR 2010. Esa fue una de las conclusiones del video publicado en mis redes sociales, siendo el primero que divulgaba al público general la moderna definición de la FM, tal y cómo ya debería aplicarse.

En la primera parte, recordaba los antiguos criterios diagnósticos (ACR 1990), basados en la identificación de los 18 puntos dolorosos, por el reumatólogo. En la segunda parte, explicaba los nuevos criterios (ACR 2010).

En realidad, como me comenta la profesora de Psicología Dra. María Teresa Carrillo (de cuyas aportaciones nos haremos eco en este capítulo), «es una propuesta provisional, aún no aceptada por la ACR». Sin embargo, como en los artículos y documentos que he consultado se habla siempre de ACR 2010, y ya han transcurrido 8 años desde su publicación, a los efectos prácticos usaremos esa terminología.

En el audiovisual, destacaba que el ACR 2010 supone una visión más realista de la FM, porque no solo se basa en el dolor musculoesquelético, sino que incluye hasta 44 síntomas adicionales. Es una nueva perspectiva que contempla las 2 dimensiones de la persona enferma: la física y la psicológica. En la práctica, ello facilitará que se lleguen a diagnosticar deferentes tipos de FM, en base al síntoma predominante y el grado de severidad clínica. Esto permitirá un tratamiento más personalizado y más enfermos con mejor calidad de vida.

También mostraba mi sorpresa por el escaso conocimiento (entre los médicos generales y los pacientes) de los nuevos criterios ACR 2010. Tanto es así que, en 2017, apenas se están utilizando en la práctica clínica. Durante estos 7 años, solo se han hecho estudios de validación de sus escalas diagnósticas, en distintos idiomas. Y uno de ellos, realizado en Galicia (España) y publicado por la Dra. María Teresa Carrillo y colaboradores, es de gran utilidad para los países hispanohablantes, según explicaré.

Al final planteaba la urgencia de que los nuevos criterios diagnósticos se fueran aplicando de forma progresiva en España e

Hispanoamérica a partir de 2018. ¿Cómo? Utilizando un cuestionario de evaluación de FM que sea sencillo y practicable en la consulta del médico de familia, permitiéndole confirmar o descartar una FM o, por lo menos, hacer un primer diagnóstico de sospecha.

4.3   ¿Cómo debería diagnosticarse la FM en 2018?: la definición moderna

«Se han identificado nuevos criterios diagnósticos, siendo los más recomendados los de la ACR 2010. Constituyen una manera simple de evaluar pacientes con FM, aportan una mayor comprensión de la enfermedad y facilitan el manejo de esta patología tan prevalente al permitir individualizar su tratamiento. Han sido validados en español» (Informe AQuAS, Evaluación y abordaje de la FM y el síndrome de fatiga crónica, Departamento de Salud, Generalidad de Cataluña, enero 2017, Barcelona).

Mientras escribía el libro, se publicó este magnífico documento de la Agencia de Calidad y Evaluaciones Sanitarias (AQuAS) ratificando mi convicción de que ya era hora de empezar a utilizar los criterios ACR 2010. Es un gran progreso, habida cuenta de que la versión anterior (2011), 6 años atrás, todavía recomendaba emplear los criterios antiguos.

La ACR 2010 aporta 2 novedades fundamentales, que deberán ser conocidas por el médico de familia para su aplicación práctica en el centro de salud. También es importante que los pacientes conozcan los conceptos básicos, porque así comprenderán mejor su enfermedad.

- El diagnóstico de FM ya no se basará en el número de puntos dolorosos encontrados durante la exploración física por el reumatólogo. En su lugar, se considerarán 19 áreas o zonas dolorosas, al alcance de la exploración por el médico de cabecera (Figura 9, página siguiente).
- El diagnóstico de la FM ya no se basará en 1 solo síntoma: el dolor musculoesquelético. También deberá contemplar hasta otros 44 síntomas, con lo que el paciente será evaluado de forma más integral. En la ilustración se citan 25 (Figura 10, página siguiente).

Figura 9

FM - *19 áreas dolorosas* (ACR 2010)

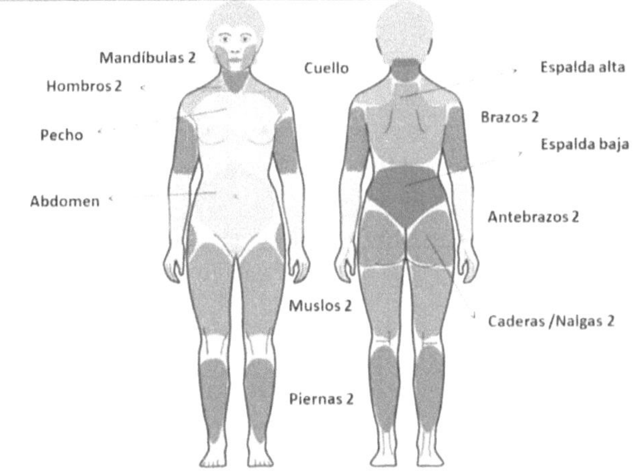

Figura 10

FM - Diagnóstico ACR 2010
25 de los 44 síntomas

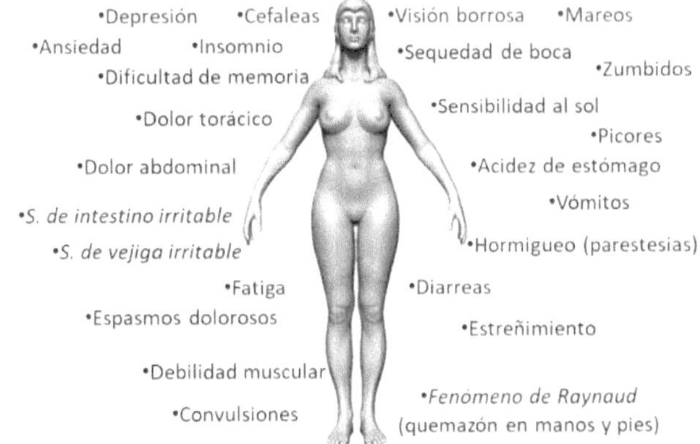

4.4   ACR 2010: un gran progreso

«Ahora no solo evaluamos el dolor, sino también síntomas físicos, el estado afectivo y la calidad de vida. Además, los resultados permiten conocer la evolución de la FM. Esta enfermedad no es solo dolor; supone, también, fatiga o falta de vitalidad, así como peor calidad del sueño y de la vida» (Dra. María Teresa Carrillo, 2014, Facultad de Psicología, Santiago de Compostela, Galicia).

En la imagen resumo el progreso que supuso la definición de 2010 respecto de la de 1990 (Figura 11).

Por esta razón, la de valorar toda la sintomatología que puede presentar el paciente con FM, ya no será el reumatólogo el médico que deba diagnosticarla en primera instancia, salvo que el enfermo sea visitado en una Unidad de FM o en el Servicio de Medicina Interna de un hospital, donde dicho especialista suele estar adscrito.

De hecho, en nuestro sistema sanitario público, en que el enfermo de FM es coordinado desde el Centro de Atención Primaria que le corresponda por zona de residencia, su atención médica compete al ámbito de la Medicina Familiar y Comunitaria (el médico de familia), que lo mismo trata, p. ej., un problema cardíaco que uno dermatológico, psiquiátrico o reumático, con la posibilidad de consultar al especialista correspondiente siempre que la complejidad del cuadro clínico de un enfermo así lo justifique.

4.5   La propuesta de 2 escalas diagnósticas

A fin de valorar el impacto de todos los síntomas potenciales sobre el enfermo de FM, el ACR 2010 propuso 2 nuevas escalas diagnósticas.

¿Qué diferencias hay entre ambas? Mientras que una mide la extensión corporal del dolor musculoesquelético, la otra valora la severidad del conjunto de síntomas del síndrome fibromiálgico (Figura 12).

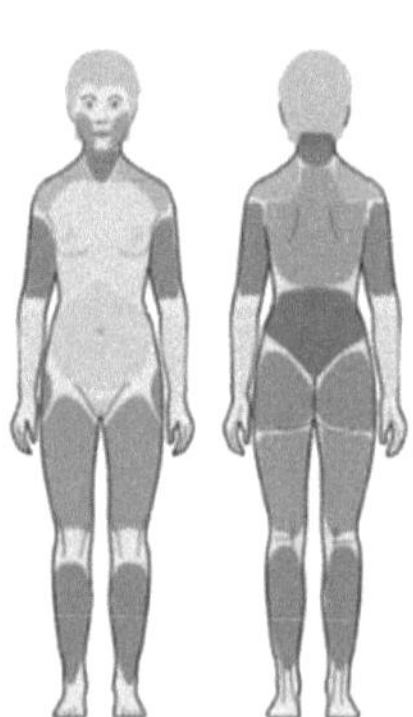

Veamos las características principales de dichas escalas.

Índice de Dolor Generalizado (IDG)

Mide la extensión del dolor musculoesquelético por el cuerpo del paciente. Por eso se la llama Índice de Dolor Generalizado (IDG), que es la traducción del original inglés *Widespread Pain Index* (WPI). ¿Cuáles son sus características y como se puntúa?

- Incluye las 19 áreas dolorosas del cuerpo, y el paciente debe

señalar en cuáles de ellas ha tenido dolor durante la última semana.
- La puntuación total se calcula sumando 1 punto por cada una de las 19 zonas. El resultado global puede estar entre 0 (no duele ninguna) y 19 (duelen todas).

Escala de Severidad de los Síntomas (SS)

Es lógico que, si el IDG nos informa solo sobre el grado de extensión del dolor musculoesquelético por el cuerpo, la escala SS deberá medir el grado de presencia de todos los síntomas posibles. Por eso, se la denomina Escala de Severidad de los Síntomas (SS), según la traducción del original inglés *symptom severity score* (SS-score).

¿Qué síntomas incluye y como se puntúan? Los englobamos en dos subgrupos (SS-1 y SS-2) y puntuaremos cada uno de ellos según explico a continuación. La suma de las puntuaciones de ambos subgrupos dará la puntuación total de la escala SS.

Subgrupo 1 (SS-1)
- Incluye los otros 3 síntomas capitales que, además del dolor musculoesquelético, se consideran claves en la FM: la fatiga, el insomnio y los problemas cognitivos.
- Su intensidad se puntúa asignando, a cada uno, un mínimo de 0 puntos (ausente) y un máximo de 3 puntos (muy severo).
- El subtotal de este primer subgrupo puede dar un máximo de 9 puntos (3 síntomas x 3 puntos).

Subgrupo 2 (SS-2)
- Incluye los que el ACR denomina síntomas somáticos (son 41).
- Según el número total, se puntuará de 0 a 3, de la siguiente manera: 0 puntos (ausencia), 1 punto (si hay de 1 a 10), 2 puntos (de 11 a 24) y 3 puntos (25 o más). En la tabla aparecen estos síntomas, para puntuar cada uno y hacer el cómputo.

¿Cuándo se confirmará el diagnóstico de FM con el ACR-2010? Siempre que se den las siguientes circunstancias:
- Puntuación total: igual o mayor (≥) a 12.
- Combinación de escalas. La suma de ambas escalas puede presentar una u otra de las siguientes opciones:
    o IDG ≥ 7 + SS ≥ 5.
    o IDG 3-6 + SS ≥ 9.
- Cronicidad. Los síntomas deben haber estado presentes como

mínimo durante los 3 últimos meses.
- Descarte. El médico debe excluir cualquier otra causa demostrable que explique el dolor y los demás síntomas del enfermo.

4.6   ¿Cuáles son sus principales ventajas?

El nuevo diagnóstico de 2010 es mucho más completo que el de 1990 porque, si bien la extensión del dolor musculoesquelético sigue siendo el parámetro más importante, ya no es el 100% de la puntuación. Ahora es responsable del 25-75% del total, de modo que como mínimo el 25% del diagnóstico ha de basarse en los otros síntomas. Con esta visión más global del enfermo (enfoque psicobiológico), el dolor deja de ser el único protagonista.

Para dar una idea aproximada, he calculado que, con los nuevos criterios, el diagnóstico de FM se basa (en un escenario de puntuaciones máximas) en las siguientes proporciones medias orientativas para cada grupo de síntomas (Figura 13).

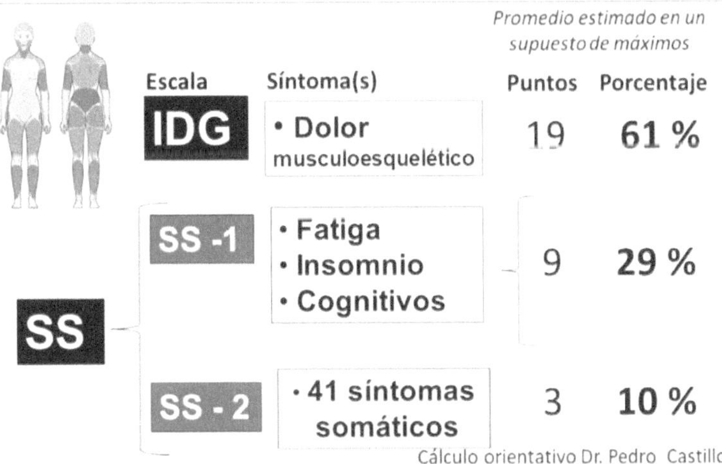

- IDG (Dolor generalizado): 61%.
- Subgrupo SS-1 (Fatiga + insomnio + problemas cognitivos): 29%.
- Subgrupo SS-2 (Síntomas somáticos o corporales): 10%.

La segunda ventaja es que ya no se requiere la exploración física de puntos dolorosos por un reumatólogo, puesto que ahora se basa en la información aportada por los pacientes. Por consiguiente, el ACR 2010 se adapta muy bien al ámbito del médico de familia, que se convierte en el coordinador de la asistencia sanitaria de estos enfermos. Y ya no tendrá necesidad de recibir un entrenamiento especializado en la exploración de los puntos gatillo, sino de aplicar e interpretar un cuestionario de diagnóstico.

4.7   Aplicación práctica: 2 ejemplos

«Los nuevos criterios de 2010 tratan de facilitar el diagnóstico en los centros de atención primaria, que es donde se debe tratar la FM. Además, con la escala de 1990, un 20% de las personas no cumplían los criterios que se exigían para determinar que padecían FM. Pero, con la ahora validada, casi los cumplen el 94%, porque tiene mayor sensibilidad diagnóstica» (Dra. María Teresa Carrillo, 2014, Facultad de Psicología, Santiago de Compostela, Galicia).

En la consulta del médico general, se deberá simplificar la aplicación del nuevo diagnóstico de modo que en no más de 10-15 minutos de evaluación del paciente se pueda concluir o excluir el diagnóstico probable de FM. A título orientativo, se podría sospechar de FM ante un enfermo tipo que presentara:

- Dolor musculoesquelético en 3 o más de las 19 áreas corporales de la escala IDG.
- Insomnio (grado moderado-severo).
- Fatiga (grado moderada-severa).
- Dificultad de concentración y memoria (grado moderada-severa).
- Síntomas corporales diversos y no debidos a otras enfermedades.
- Todo ello presente en los 3 últimos meses.

Veamos 2 casos opuestos. En uno, el diagnóstico podría ser negativo para FM. En el otro, la FM es muy probable. El problema surgiría en los casos intermedios o dudosos.

Ejemplo 1º

¿Padece FM una paciente que desde hace más de 3 meses presenta 2 zonas con dolor musculoesquelético (2 puntos) + cansancio intenso (3 puntos) + insomnio severo (3 puntos) + concentración y memoria muy alterados (3 puntos) + 20 síntomas somáticos (2 puntos)?

Este es el esquema de cálculo (Figura 14, página siguiente).

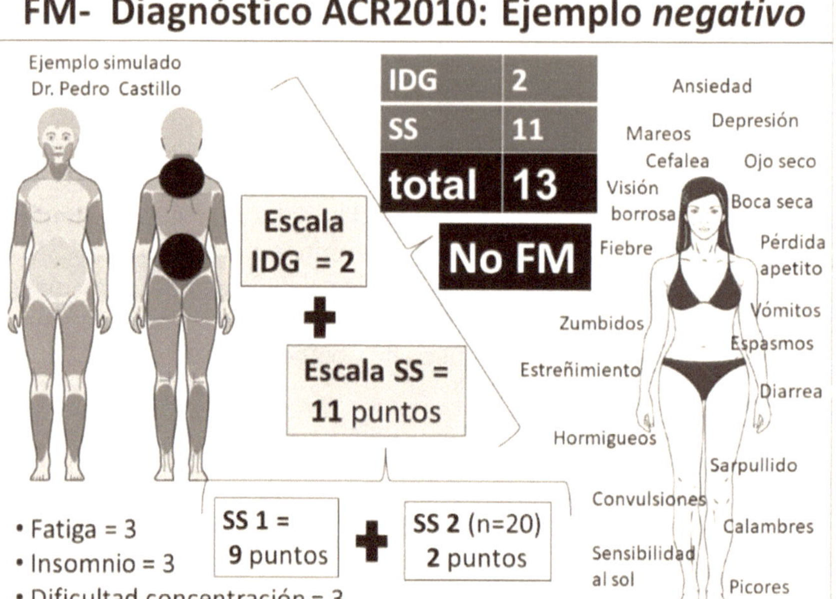

- No sería FM, porque solo tiene dolor muscular en 2 áreas, siendo 3 el mínimo para confirmar una FM en la escala IDG. En este caso, solo suma 2 puntos.
- Como las 2 zonas dolorosas son la cervical y la lumbar, debería excluirse artrosis en ambas áreas de la columna vertebral.
- Además, por su elevada puntuación en los otros síntomas (11 puntos en la escala SS), entre los que destacamos un bajo estado de ánimo con ansiedad, debería hacerse el diagnóstico diferencial entre un trastorno depresivo con somatizaciones múltiples y una FM de tipo depresivo (capítulo 7º).

Ejemplo 2º

¿Padecería FM una paciente con 7 zonas dolorosas (7 puntos IDG), cansancio moderado (2 puntos), insomnio que ha mejorado con ansiolíticos (1 punto), discreta pérdida de memoria (1 punto) y 10 síntomas corporales de tipo neurovegetativo y sin tomar antidepresivos (1 punto)?

El cálculo se muestra en la Figura 15.

- Sí sería FM, porque, con 7 áreas dolorosas (puntuación de 7 en la escala IDG), suma el mínimo imprescindible para diagnóstico de FM, en que la extensión corporal mínima del dolor ha de ser no inferior a 3 áreas afectadas (3 o más puntos IDG).
- Sí, porque en la escala de severidad de síntomas (SS) puntúa 5, que es lo mínimo requerido cuando la puntuación de la escala IDG es igual a 7.
- Esta paciente tendría una FM de tipo hiperalgésico (capítulo 7º).

Debemos hacer constar que ambos ejemplos son simulados a efectos didácticos. En segundo lugar, que los pacientes dudosos de FM (que puntúan en el límite de lo positivo o negativo), es mejor considerarlos como posibles positivos y pendientes de reevaluación en función de si mejoran o no con el tratamiento antiFM.

4.8   ¿Qué concordancia diagnóstica hay entre ambas definiciones?

«Los nuevos criterios ACR 2010, traducidos al español, cuya sensibilidad y especificidad son similares (concordancia) a los ACR 1990, son útiles en Atención Primaria de Salud y su sencilla aplicación los convierte en un valioso instrumento que facilita el manejo de la FM» (Dr. Sebastián Moyano, Dr. J. G. Kilstein y Dr. Cayetano Alegre, Nuevos criterios diagnósticos de FM: ¿vinieron para quedarse?, Reumatología Clínica, 2015).

Estas fueron las conclusiones del estudio, cuyos 206 pacientes procedían de 2 hospitales universitarios de Barcelona, (España): el Hospital Vall d'Hebron y el Hospital Quirón Dexeus. De ellos, el 75% sufría una notable interferencia de la enfermedad en sus actividades de la vida cotidiana.

El estudio tuvo un doble objetivo. El primario: «Evaluar el grado de concordancia entre los criterios antiguos de FM y los nuevos, valorando si hay correlación entre los 18 puntos (de 1990) y las 19 áreas dolorosas (de 2010)». El objetivo secundario, se refería a un aspecto también muy importante y que expondré a partir del capítulo 5°: «Valorar la correlación entre los síntomas que permitan predecir un tipo específico de FM (depresivo, hiperalgésico o somatizador)».

Se encontró que un 90% de los pacientes cumplían los criterios de FM del ACR 1990 y un 85% cumplían el ACR 2010. Sin embargo, la Dra. Carrillo me confirma que, en su estudio, encontraron un mayor porcentaje de diagnósticos con los nuevos criterios, lo cual se podría explicar, en mi opinión, porque son menos restrictivos (menos específicos) que los antiguos. Por este mismo motivo, me ha indicado que ahora «pueden haber más falsos positivos». En cuanto a la concordancia diagnóstica, me dijo: «nosotros encontramos menor grado, aproximadamente un 73%».

4.9 La buena noticia de 2015: el Cuestionario Diagnóstico de FM (FSQ)

«La nueva escala diagnóstica pregunta al enfermo si, en los últimos 7 días, ha tenido dolor. También, si ha notado problemas de fatiga o de concentración y memoria, o si se despierta por la mañana con la sensación de no haber descansado. Otro apartado del cuestionario le pregunta si ha tenido síntomas como dolor abdominal, depresión o dolor de cabeza, entre otros. Y, por último, si esos síntomas han estado presentes al menos durante 3 meses. En base a las respuestas, se da una puntuación y se consigue el diagnóstico» (Dra. María Teresa Carrillo, 2014, Facultad de Psicología, Santiago de Compostela, Galicia).

En una entrevista con Joel Gómez (*La Voz de Galicia*), recibíamos la noticia de que especialistas en psicología (Dra. Carrillo) y neurología (Dr. M. Arias) del Complejo Hospitalario Universitario de Santiago (CHUS), así como la reumatóloga Dra. S. Romero-Yuste, de Pontevedra (CHOP), habían «validado en español el más reciente cuestionario para diagnosticar la FM».

El equipo contó con la colaboración del Dr. Fred Wolfe (Universidad de Kansas), representante del ACR, y los resultados del estudio fueron publicados en la revista médica *Rheumatology International* (2015).

¿A qué cuestionario se referían? Su nombre, en la versión original inglesa, es *Fybromialgia Survey Questionnaire* (FSQ). La versión española, ratificada en el estudio gallego, es el Cuestionario Diagnóstico de FM. De hecho, combina las 2 escalas que he descrito en este capítulo.

Es crucial que no se demore más su progresiva introducción en los centros de salud. La versión anexa ha sido facilitada por la Dra. Carrillo (página siguiente).

Fibromialgia

Cuestionario Diagnóstico de la FM (FSQ)

Nombre:.. Fecha: ....../....../............

I. Usando la escala que se indica a continuación, indique la gravedad de sus síntomas durante la semana pasada, colocando una X en la casilla correspondiente:

> 0. No ha sido un problema.
> 1. Problemas ligeros o leves, presentes ocasionalmente.
> 2. Problemas moderados, presentes a menudo.
> 3. Problemas severos o graves, presentes continuamente.

Cansancio/fatiga:... ☐0 ☐1 ☐2 ☐3

Problemas de atención, concentración o memoria: .... ☐0 ☐1 ☐2 ☐3

Despertar por la mañana con la sensación de no haber descansado: ☐0 ☐1 ☐2 ☐3

II. ¿Ha tenido molestias a causa de alguno de los siguientes síntomas en los últimos 6 meses?

Dolor abdominal o retortijones:.........☐S I ☐NO

Depresión:.......................................☐S I ☐NO

Dolor de cabeza:..............................☐S I ☐NO

III. Por favor, indique si ha tenido dolor o molestia en los últimos 7 días en cada una de las áreas que se indican a continuación. Marque una X en la casilla correspondiente, asegurándose de que marca el lado del cuerpo (izquierdo o derecho) correspondiente.

☐ Hombro izquierdo. ☐ Hombro derecho.	☐Parte superior de la pierna izquierda. ☐ Parte superior de la pierna derecha.	☐ Parte superior de la espalda. ☐ Parte inferior de la espalda.
☐ Lado izquierdo de la cadera. ☐ Lado derecho de la cadera.	☐ Parte inferior de la pierna izquierda. ☐ Parte inferior de la pierna derecha.	☐ Cuello.
☐Parte superior del brazo izquierdo. ☐ Parte superior del brazo derecho.	☐ Lado izquierdo de la mandíbula. ☐ Lado derecho de la mandíbula.	☐ Sin dolor en todas esas áreas.
☐ Parte inferior del brazo izquierdo ☐ Parte inferior del brazo derecho.	☐ Pecho. ☐ Abdomen.	

IV. En conjunto, ¿los síntomas señalados en los apartados **I**, **II** y **III** han estado presentes durante al menos 3 meses? .... ☐S I ☐NO

4.10 Valorando la gravedad: el Cuestionario de Impacto de la FM (CIF-FIQ)

«Se propone el CIF (Cuestionario de Impacto de FM) como versión española actualizada y de consenso del FIQ (*FM Impact Questionnaire*). Es un instrumento rápido de cumplimentar (en torno a 3 minutos). Se han establecido 3 intervalos de gravedad del impacto que pueden servir de guía para el clínico» (Ministerio de Sanidad. Manejo práctico una vez diagnosticada la FM, Consenso sobre FM, 2011, España).

Se adjunta este cuestionario porque, como explicaré en el epílogo del libro, los 3 intervalos de gravedad mencionados permitirán un tratamiento más ajustado a cada uno de ellos. Son:
- FM Leve: <39 puntos (sobre 100 posibles).
- FM Moderada: ≥39 y <59.
- FM Grave: ≥59.

En 2007, en la revista *Reumatología Clínica*, se publicó el artículo con el título *Propuesta de una versión de consenso del Fibromyalgia Impact Questionnaire (FIQ)*, para la población española. El estudio había sido realizado por un grupo de 5 profesionales sanitarios de otras tantas ciudades españolas: los reumatólogos Dr. J. Esteve-Vives (Alicante), Dr. J. Rivera (Madrid) y Dr. C. Alegre (Barcelona), que contaron con la colaboración de la fisioterapeuta Dra. M. Isabel Salvat (Tarragona) y del psicólogo Dr. M. de Gracia (Girona).

Cuestionario de impacto de la FM (FIQ)

1 ¿Es capaz de…?
   (Puntúe de 0 a 3, siendo 0 siempre, 1 la mayoría de las veces, 2 en ocasiones y 3 nunca).

- ¿Hacer la compra?   0   1   2   3
- ¿Hacer la colada con lavadora?   0   1   2   3
- ¿Preparar la comida?   0   1   2   3

- ¿Lavar a mano los platos y cacharros de cocina?   0 1 2 3
- ¿Pasar la fregona, la mopa o la aspiradora?   0 1 2 3
- ¿Hacer las camas?   0 1 2 3
- ¿Caminar varias manzanas?   0 1 2 3
- ¿Visitar amigos o parientes?   0 1 2 3
- ¿Subir las escaleras?   0 1 2 3
- ¿Utilizar transporte público?   0 1 2 3

En la última semana (rodee con un círculo el número (de 0 a 10) que mejor describa cómo se encontró durante los últimos 7 días para cada una de las siguientes preguntas. Si no tiene costumbre de realizar alguna actividad, tache la pregunta):

2 ¿Cuántos días se ha sentido bien?
0   1   2   3   4   5   6   7   8   9   10

3 ¿Cuántos días no pudo hacer su trabajo habitual (incluido el doméstico) debido a la FM?
0   1   2   3   4   5   6   7   8   9   10

Rodee con un círculo el número que indique mejor cómo se sintió durante los últimos 7 días.

4 En su trabajo habitual, incluido el doméstico, ¿hasta qué punto el dolor y otros síntomas de la FM dificultaron su capacidad para trabajar?
Sin dificultad   Mucha dificultad
0   1   2   3   4   5   6   7   8   9   10

5 ¿Cómo ha sido de fuerte el dolor?
Sin dolor   Mucho dolor
0   1   2   3   4   5   6   7   8   9   10

6 ¿Cómo se ha encontrado usted de cansada?
Nada cansada   Muy cansada
0   1   2   3   4   5   6   7   8   9   10

7 ¿Cómo se ha sentido al levantarse por las mañanas?
Descansada   Muy cansada
0   1   2   3   4   5   6   7   8   9   10

8   ¿Cómo se ha notado de rígida o agarrotada?
Nada rígida   Muy rígida
0   1   2   3   4   5   6   7   8   9   10

9   ¿Cómo se ha sentido de nerviosa, tensa o angustiada?
Nada nerviosa   Muy nerviosa
0   1   2   3   4   5   6   7   8   9   10

10 ¿Cómo se ha notado de deprimida o triste?
Nada deprimida   Muy deprimida
0   1   2   3   4   5   6   7   8   9   10

5 La mente y la FM: mi tesis biopsicosocial

5.1   El consuelo: la búsqueda de Gilda Reyes

«Hoy he tenido muchos dolores, y lo que más me afecta es la falta de energía que cada día me causa más dificultades, incluso para bañarme. Disculpe que le escriba mis problemas, pero he pasado el día rezando y pidiéndole a Dios que me de fuerza para no tomar una mala decisión, ya que estoy cansada de esta vida tan inútil y llena de soledad. Cada día me enfrento a estos pensamientos. Lo escogí a usted quizás no tanto buscando ayuda médica, sino desahogarme con alguien. Y la única persona en quien pensé es en usted, doctor. Gracias» (Gilda Reyes, mi foro de Facebook, enero 2017, Venezuela y Estados Unidos).

Varias preguntas surgen a raíz de su desconsolado mensaje que refleja, en toda su magnitud, el estado de sufrimiento que me transmiten los fibromiálgicos. Pero ¿es FM la enfermedad que padece Gilda? En su relato hay 2 síntomas clásicos: dolor generalizado y cansancio extenuante. Sin embargo, desconozco si su diagnóstico está confirmado según los criterios de la ACR. También es obvio su preocupante estado depresivo, llevado al extremo de la soledad y la ideación suicida (habla de «no tomar una mala decisión»).

Su hastío existencial («cansada de esta vida tan inútil», dice), podría ser el causante de una FM de tipo III (capítulo 7°), con predominio de la fatiga («falta de energía», describe). La importancia de tenerlo en cuenta estriba en que su abordaje terapéutico no consistiría en la sola administración de fármacos antidepresivos, sino en el imprescindible tratamiento de base de su FM, dando prioridad a los analgésicos y a la psicoterapia cognitiva (para enseñarle a convivir con su dolor crónico).

Como es consciente de su debacle existencial, sumiéndola en un profundo desánimo, el malestar físico pasa más a un segundo plano, en tanto que el dolor emocional acapara el máximo protagonismo. Por eso, en este momento de desesperación, lo que busca por encima de todo es un reconfortante desahogo. Y, para encontrarlo, ha pensado en mí, esta vez no tanto como médico informador, sino como alguien que la comprende y le brinda un apoyo psicológico elemental, el de quien escucha al que sufre y le aconseja.

5.2   La actitud catastrofista: el error de Paula S.

«Gracias, Paula, por remitirme el informe de la Unidad de Dolor - FM, en el que veo sus puntuaciones en las escalas diagnósticas usadas. Lo importante para usted son 2 conclusiones médicas. En primer lugar, puntúa elevado en actitud catastrofista, por lo que necesita un tratamiento específico de psicoterapia cognitivo-conductual, para ayudarla a cambiar su actitud negativa. En segundo lugar, la medicación que le han recetado es la correcta para su pluripatología, por lo que, como no mejoró con ella, esto me confirma la extrema importancia, en su caso, de intervenir sobre su mente para mejorar la percepción de su problema» (Mi respuesta a Paula S., mi foro de Facebook, junio de 2017).

¿Cómo empezó todo? La enferma había contactado conmigo tras una experiencia médica lastimosa por un aneurisma de la arteria intercostal. Así me la resumió: «Estimado Dr. Castillo. Hace 10 años que me apareció y me decían que era ciática, que se me irradiaba hacía los lados. Después de unos meses de ingresos, un radiólogo me dijo que ya no era posible la cirugía. Todo esto con unos dolores horribles y escuchándoles decir que estaba loca y sin querer reconocer que se habían equivocado».

Su situación clínica fue empeorando: «Me fui a la Clínica Teknon en Barcelona. Allí me vio el neurocirujano y los de la Unidad del Dolor. Me dijeron que ya no se podía hacer nada, simplemente aplicarme radiofrecuencia pulsada y medicación para el dolor, ya que me había ocasionado una neuritis intercostal, muy dolorosa». Luego me habló de su endometriosis: «Ya hacía años que la padecía y me operaron varias veces. Estoy a la espera de intervención quirúrgica para histerectomía total».

¿Y qué me explicó sobre su FM? «Entonces empezó la FM. Estoy diagnosticada de grado máximo, por el médico de la Unidad de FM de la Comunidad Valenciana. Para ello, tomo antidepresivos, morfina, Yantil Retard (tapentadol), Avaric (fentanilo sublingual), Neurontin (gabapentina) y antiinflamatorios». Pero, aun así, me sorprendió con un comentario sobre el empeoramiento de su cuadro clínico: «Hace 1 mes me encontró peor, ya que todos los puntos gatillo los tenía más agudizados y con mil síntomas, desde dolor inhumano a tomar lo más fuerte para dormir y, aun así, no poder. Ni siquiera sé qué comer porque todo me sienta mal».

«Todos los puntos», «mil síntomas», «lo más fuerte para dormir y no poder», «todo me sienta mal» eran comentarios tan imprecisos como exagerados. ¿Por qué? Su confusión era extrema, recurriendo a falsas terapias alternativas: «Ya no sé qué hacer. ¿Puede orientar mi situación? Me han puesto ozono y toxina botulínica. Me he gastado mucho dinero y no encuentro solución. Gracias por todo, doctor». Resulta obvio que solo podía orientarla si me enviaba su informe clínico, lo que hizo con prontitud. Fechado en junio de 2016, se constataba un historial de 9 meses de tratamiento (desde octubre de 2015), en la unidad de FM.

¿Qué fue lo más relevante que encontré? Por una parte, la magnitud de su cuadro clínico: «En la actualidad presenta un cuadro severo que merma su actividad y calidad de vida». Por otra, me llamó la atención que la paciente mostraba «un alto índice de catastrofismo», por lo que le aconsejé psicoterapia cognitivo-conductual, tal y como he expuesto en la introducción.

¿Cuál es la muy importante lección de este caso? Ilustra el muy negativo efecto que la actitud catastrofista de la enferma de FM tiene sobre el progreso de su enfermedad. Pese a la amplia batería de medicamentos que se le recetó, el informe médico fue demoledor: «Su evolución ha sido poco satisfactoria, habiendo agotado todos los recursos terapéuticos de nuestra Unidad de FM». No me extraña que la paciente me haya escrito 1 año después de este dictamen pidiéndome que la oriente.

5.3 La personalidad del enfermo: el caso de Elena Fernández.

«A veces no sabemos decir "hasta aquí hemos llegado", por no hacer daño, no herir, no discutir y porque quizá somos demasiado buenas personas. Esto, en una sociedad en la que das un dedo y te toman la mano, da muchos sin sabores por los comentarios hirientes que recibimos. Pero, poco a poco, se aprende a no hacer caso al necio, y que no hiere quien quiere, sino el que puede. En pocas palabras, tenemos que querernos mucho y cuidarnos haciendo más agradable nuestra vida. Gracias Doctor» (Elena Fernández Díaz, mi canal médico de Youtube, 26 de abril de 2017, Barcelona).

¿Cuáles son los principales rasgos de personalidad y conducta de las personas proclives a padecer FM? En la experiencia clínica, se observa que su patrón de comportamiento más frecuente se caracteriza por un grado muy alto de los siguientes parámetros.
- Honestidad - sinceridad (tienden a decir lo que piensan y sienten).
- Moralidad (su conducta se rige por las normas, costumbres, creencias y valores de la sociedad). «Somos demasiado buenas personas», dice Elena.
- Bondad (tratan a los demás con respeto, amabilidad y empatía, comprendiéndoles y procurando hacer el bien y no perjudicar a nadie). «No sabemos decir un no, por no hacer daño, no herir, no discutir», expone Elena.
- Perfeccionismo (se afanan por hacer lo mejor posible todo lo que se proponen).
- Meticulosidad - detallismo - orden en las cosas (es la conducta del perfeccionista).
- Autoexigencia - autocrítica (es la consecuencia de su perfeccionismo y la causa de su ansiedad de logro y emociones devaluatorias cuando no se consigue el objetivo).
- Responsabilidad (cumplen con esmero sus obligaciones, lo que las hace personas fiables).
- Implicación laboral (proyectan en el trabajo su gran sentido del deber).

- Labilidad emocional (son sensibles y vulnerables al desengaño y frustración). «Esto da muchos sinsabores por los comentarios hirientes que recibimos», se lamenta Elena.
- Baja autoestima (tienen una débil autoimagen, con sentimientos de devaluación, inutilidad y culpa). Por eso, Elena recomienda «querernos mucho y cuidarnos haciendo más agradable nuestras vidas».
- Índice psicótico elevado (pueden tener percepciones y pensamientos desconectados de la realidad).
- Índice neurótico alto (muy proclives a sufrir ansiedad y somatizaciones físicas de sus conflictos emocionales).

Es muy entendible que este patrón de conducta tan autoexigente y responsable pueda dar lugar a un estrés insostenible, sobre todo entre las mujeres trabajadoras (con doble tarea, doméstica y laboral) y muy implicadas en sus obligaciones familiares y actividades sociales, sobre todo si no encuentran la contrapartida del apoyo afectivo que merecen.

5.4   Casi exclusiva de la mujer: la aportación especial de Alicia Pérez

«Escuchando de su voz las características psicológicas de la mujer con FM, que por cierto son las mías, he vuelto a pensar inevitablemente en nuestro rol en la sociedad machista en la que las mujeres hemos conseguido algunos derechos pero muchas más obligaciones. Y, lo que es peor, nos han transmitido una educación de madre de familia tradicional, cuidadora, que debe preocuparse por todos, menos por sí misma. Nos han educado en la inferioridad, la obediencia y el cuidado al hombre y los hijos. La respuesta de la mayoría de nosotras es seguir adelante ante la adversidad, sacar nuestros estudios y trabajos, demostrando que podemos hacerlo, y todo para que en el entorno familiar se nos siga considerando las criadas de la casa. Lidiamos con el *mansplaining* (actitud de algunos hombres cuando repiten a las mujeres cuestiones que ellas conocen mejor), los micromachismos, el acoso y la violencia de género. ¿Cuántas mujeres vivimos en ese permanente estado de ansiedad, como si la vida fuera así, como si esa situación fuera sana? Y un día nos damos cuenta de que nuestro cuerpo ya no puede más. Son demasiados frentes abiertos y muy pocas las compensaciones. Hablo de mucha adrenalina y muy pocas endorfinas. En conclusión, a esta enfermedad le vendría bien un punto de vista sociológico. Y cada vez lo veo más claro, al observarlo en otras compañeras con FM. Pero sólo es la opinión de una paciente, filóloga, profesora de Instituto jubilada por enfermedad, madre y divorciada. Muchas gracias por su labor exhaustiva y esclarecedora. Le aseguro que me ayuda mucho a aclarar mis ideas. Un abrazo con toda mi admiración» (Alicia Pérez, amplia comunicación personal desde junio de 2017, Valencia).

Estas reflexiones de Alicia, sobre la importancia del factor psicosocial en la génesis de la FM, son de valiosísima utilidad para este libro porque proceden de una mujer sabia y que ha analizado en profundidad las raíces de su dolencia. También son realistas, porque no solo se basan en su propia experiencia, sino también en lo que ha observado que subyace en las mujeres con FM. Y sus conclusiones coinciden con las mías, habiendo constatado ambos que, en el modelo social que adjudica a la mujer un rol social no elegido, hoy por hoy, esta enfermedad es casi exclusiva del género femenino.

En este libro, sobre las verdades de la FM, el testimonio de Alicia es imprescindible. Tanto es así, que antes de publicar mi manuscrito, le he pedido que lea este y otros capítulos, con total libertad e independencia. Sus comentarios ya aparecen integrados en la versión definitiva del texto. En suma, la contribución de Alicia ha sido clave para darle una dimensión más allá de lo biológico y psicológico, añadiendo el factor sociológico de la FM. De hecho, ella la considera una enfermedad social.

La trascendencia de este enfoque es de tal magnitud que, para que seamos eficaces en el tratamiento de la FM, puedo asegurar que los medicamentos (farmacoterapia) no servirán para nada si, a la vez, no reajustamos la mente de los enfermos (psicoterapia), no hacemos partícipes de su sufrimiento a su entorno afectivo (pareja y de familia) y no mentalizamos a la enferma para que encuentre la forma de mejorar su marco social y laboral.

Sobre este planteamiento biopsicosocial, volveremos al final del capítulo, donde responderé a la pregunta que los mal informados, los ignorantes, los supersticiosos y los interesados no quieren ni siquiera que se plantee: ¿Es la FM una enfermedad psiquiátrica (psicológica o mental)? Es lamentable que haya asociaciones de FM que por este motivo se nieguen a seguir hablando conmigo para la difusión de mi criterio del problema de la FM.

En el supuesto de la FM fuera una enfermedad psiquiátrica, tendría que decir cuál de entre las existentes se asemejaría a ella. Pero antes de definir qué tipo de patología mental podría ser, debo empezar rechazando aquellas que no es: el trastorno depresivo, el trastorno bipolar y la locura (psicosis).

5.5   La FM no es una depresión mayor: el caso de Pepi Calaf

«Ayer tuve visita con el psiquiatra. Me hizo preguntas muy fáciles, pero no las contesté bien. Me preguntó varias veces si había pensado en el suicidio, y le respondí que no, nunca. No tengo ganas de llorar, pero nada me hace ilusión. Nunca tengo hambre y como por comer. Tampoco me apetece salir de casa y cuando salgo lo hago a la fuerza. No entiendo cómo puedo estar así, ya que, cuando vi a mi médico, tan joven y en silla de ruedas, pensé que él sí tenía motivos para estarlo, pero yo no. Quisiera estar contenta, pero he perdido toda mi alegría. Mi hija me programó una semana de vacaciones junto al mar, en la isla de Menorca. Ella merecía mi alegría, pero tuve que hacer un gran esfuerzo para sonreír. Y procuré hacer todo lo posible para demostrar mi felicidad a su lado» (Pepi Calaf Sorli, mi foro del Facebook, 18 de octubre de 2017, Barcelona).

¿Padece Pepi un trastorno depresivo mayor, por el que la estaría tratando su psiquiatra? Lo que hoy denominamos depresión mayor es la forma más grave del estado depresivo y comparte síntomas con la FM, tales como el insomnio, el cansancio y los problemas cognitivos. Por ese motivo, siempre hay que hacer el diagnóstico diferencial entre ambas.

Trastorno depresivo mayor

Según los criterios diagnósticos DSM IV (Manual diagnóstico y estadístico de los trastornos mentales, 4ª versión. Asociación Americana de Psiquiatría) la depresión mayor se define por la presencia de 5 o más de los siguientes 10 síntomas, que han de estar presentes todos los días y durante la mayor parte del día, a lo largo de 2 o más semanas.

1. Tristeza. Este síntoma es imprescindible y ha de estar siempre presente para que se hable de depresión.
2. Anhedonia (desinterés y falta de placer en las cosas). También ha de estar siempre presente.
3. Anorexia (pérdida de apetito). Pero, a veces, ocurre lo contrario, sobre todo si coexiste ansiedad hasta el punto de que la ingesta

compulsiva de comida pueda convertirse en una forma de compensación o gratificación frente a la angustia.

4. Insomnio.
5. Astenia (cansancio corporal, sensación de debilidad física).
6. Lentitud de movimientos.
7. Lentitud del pensamiento (razonamiento enlentecido, torpeza mental).
8. Dificultad de concentración y sensación de pérdida de memoria (síntomas cognitivos).
9. Baja autoestima (sentimientos de autodevaluación y de culpa).
10. Ideas o tentativas de suicidio.

¿Cuáles de estos 10 síntomas son los que se detectan en el testimonio de Pepi?

- Tristeza: «He perdido toda mi alegría. Mi hija merecía mi alegría, pero tenía que hacer un gran esfuerzo para sonreír».
- Anhedonia: «No tengo ilusión por nada. Si salgo de casa, es a la fuerza».
- Anorexia: «Tampoco tengo hambre y como por comer»
- Dificultad de concentración: «El psiquiatra me hizo preguntas muy fáciles, pero no las contesté bien».
- Baja autoestima: «No entiendo cómo puedo estar así, ya que, cuando vi a ese médico, tan joven y en silla de ruedas, pensé que él sí tenía motivos para estarlo, pero yo no».

¿Cuál es la conclusión?: Además de FM, Pepi padece un trastorno depresivo mayor, porque tiene 5 de los 10 síntomas definitorios, de entre los que están los 2 imprescindibles: tristeza y anhedonia. Asimismo, he constado que los ha sufrido durante más de 2 semanas y que han estado presentes cada día y a lo largo de todo el día. Por otra parte, conociéndola desde hace 15 meses, he comprobado que padece una depresión mayor de tipo crónico o recurrente, que consiste en tener 2 o más episodios (brotes) depresivos separados por, al menos, 2 meses.

La FM es causa muy frecuente de depresión reactiva

«Cada día que pasa me siento peor y aumentan mis dolores. Ya no sé lo que hacer porque cada día me siento más inútil, sola, incomprendida y con muchos deseos de morir. He llegado a no querer ver a nadie, ni familia ni amigos, pues cada vez trato de aislarme más de todos. Mis familiares dicen que prefieren no verme, pues les angustia no poder ayudarme», me decía

Gilda Reyes (enero 2017, Estados Unidos).

Como reacción a la ineficacia terapéutica y a la angustia de los familiares, impotentes por no poder ayudarla, Gilda se siente desvalida, adoptando una conducta de aislamiento. Estas dos situaciones la abocan a un trastorno depresivo, que es la consecuencia de su problema no resuelto. Su depresión se manifiesta con sentimientos de incompetencia («me siento inútil») y de desesperanza («deseos de morir»). Es una depresión reactiva o secundaria a su FM. De modo que puede hablarse de un círculo depresivo del dolor, que se amplía en una espiral de más dolor, insomnio y cansancio, generadores de cada vez más ansiedad y ánimo depresivo (Figura 16).

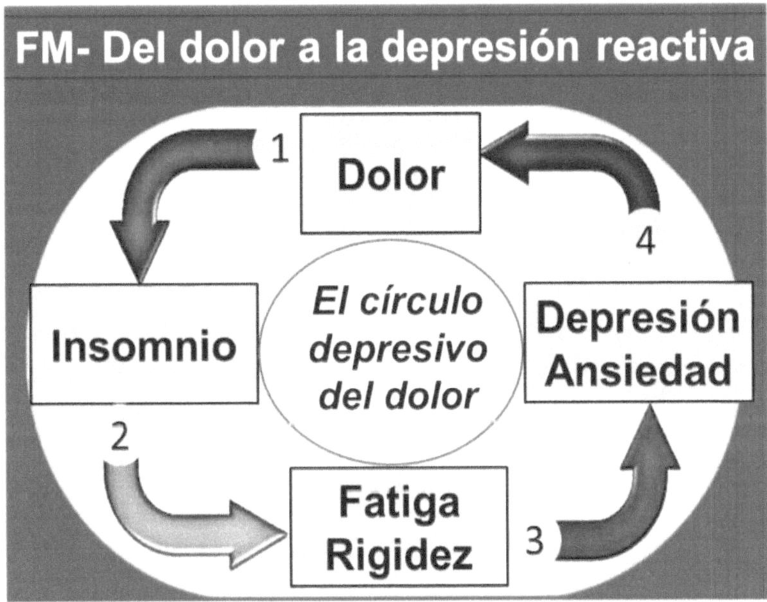

El esquema anterior simplifica la multiplicidad de factores causantes de depresión reactiva en el la FM, de modo que acaba siendo una consecuencia casi inevitable.

Estos son algunos.
- Dolor permanente y por todo el cuerpo.
- Privación del sueño y cansancio habitual.
- Otras enfermedades asociadas y coexistentes.
- Pérdida de capacidades funcionales.
- Incomprensión por el entorno del paciente.
- Atención médica inadecuada (cuando el médico banaliza el

problema).
- Tratamiento médico ineficaz.
- Consecuencias físicas de la propia FM, como problemas musculoesqueléticos y de salud general, derivados de la reducción de la actividad física.

5.6   La FM no es un trastorno bipolar ni significa estar loco: el caso de Ana Julia

«Mi caso es que tengo FM desde septiembre de 2016. Mis dolores son muy fuertes, y entré en una depresión, con la que no deseo ni levantarme de la cama. Tomo Valcoten 500 mg para mi trastorno bipolar y duloxetina 30 mg para el dolor de la FM. Al caminar, siento por mi cuerpo como si la sangre circulara y no llegara al cerebro, y me falta aire y pierdo fuerzas en mi cuerpo. Estuve hospitalizada por trastorno de ansiedad. Me dieron de alta, pero seguía enferma y me dirigí a la clínica psiquiátrica. El psiquiatra me recetó Quetiapina 25 mg para el insomnio. Pero, al mover mi cabeza o las piernas, siento que mi cuerpo está extraño, como si no quisiera coordinar conmigo. Y la verdad es que el nuevo medicamento sólo me tiene dopada. Y sigo sintiendo mi cuerpo extraño. Doctor, ayúdeme por favor» (Ana Julia O.P., mi foro de Facebook, junio 2017, Colombia).

Este resumen de su complejo historial clínico (trastorno depresivo, trastorno de ansiedad, trastorno bipolar, trastorno psicótico y... ¿FM?) me fue expuesto por esta paciente psiquiátrica en días sucesivos hasta que, al no aportarme datos específicos que confirmaran su supuesto diagnóstico de FM, pese a mi insistencia, tuve que dar por terminada mi mera función informativa sobre sus enfermedades y tratamientos.

Me percaté de que este caso correspondía a una problemática mental severa, con percepciones alteradas (propio de una psicosis), para la que me parecía estar siendo correctamente tratada con el antipsicótico Quetiapina (que no es «para el insomnio», como ella explica). Por eso, en mis respuestas extremé mi cautela para no interferir con las indicaciones de sus médicos. De hecho, mi consejo final fue que siguiera la pauta prescrita por su psiquiatra.

¿Qué le expliqué sobre su trastorno bipolar, tratado con Valcoten? Mi objetivo era explicarle el beneficio previsible: «Contiene ácido valproico, indicado para el tratamiento de los episodios maníacos de la psicosis maníaco depresiva (otro nombre del trastorno bipolar). Estos brotes se caracterizan por un cuadro de hiperactividad neuronal: así, p. ej., el enfermo no para de moverse, habla sin pausa, duerme poco, su razonamiento sufre fuga de ideas (pasa de un tema a otro), manifiesta delirios de grandeza y su conducta puede ser agresiva. La eficacia de este fármaco antimaníaco ha sido demostrada en estudios de 3 semanas en pacientes internados por crisis maníaca aguda».

¿Qué le informé sobre su trastorno psicótico, tratado con Quetiapina? «Por la percepción alterada de que su cuerpo está extraño y no lo coordina bien, este fármaco neuroléptico (utilizado en el tratamiento de la esquizofrenia) le irá bien, así como para su episodio maníaco agudo, pudiendo combinarse con el Valcote. Dado que está tomando ambos fármacos estabilizadores de su estado de ánimo, usted debería mejorar en unas semanas».

¿Qué le informé sobre su supuesta FM, tratada con duloxetina? «Sin duda, mejorará del dolor. Este antidepresivo de tipo IRSN es uno de los medicamentos más investigados para la FM, por lo que está recibiendo un fármaco con efectos beneficiosos demostrados sobre la depresión y el dolor de la FM. Siga estrictamente todo lo que su psiquiatra le ha indicado. Está bien tratada y compete a su médico el seguimiento de su evolución. Confíe en su médico».

Es obvio que estamos ante una paciente psiquiátrica múltiple y bien tratada de sus trastornos mentales. Sin embargo, ella comienza su presentación haciendo alusión a la FM y sin describirme quién y cómo le diagnosticó. Asimismo, de entre todos los síntomas propios del síndrome fibromiálgico, se limita a hablar de forma vaga acerca de «dolores fuertes y cansancio al despertar». Pese a mis esfuerzos posteriores para que me confirmara su diagnóstico de FM, su comunicación continuó en la misma línea de vaguedades, propias de su estado mental.

¿Qué relación tienen el trastorno bipolar y la psicosis con una FM? O dicho de otra manera: ¿qué enfermedad sería la primera en aparecer, la FM o las otras? Por un lado, no está demostrado que la FM produzca ni un trastorno bipolar ni un cuadro psicótico, por lo que la descartamos como causa de las crisis maníacas y percepción corporal alterada de esta enferma. Por otro, la opinión de su psiquiatra sobre una «crisis dolorosa de su trastorno mental» es la más consistente, de modo que, de confirmarse la certeza de su diagnóstico, podría sufrir una FM de tipo III (paciente con antecedentes psiquiátricos).

5.7   ¿Psicosis o neurosis?: 2 grupos clásicos de trastornos mentales

«Siento que si alguien puede decirme cuál es la causa verdadera de la FM es usted. Ya estoy cansada de leer diferentes opiniones y sentirme burlada por los mismos médicos, como ocurrió esta Navidad, cuando tuve que acudir varias veces a Emergencias, y, después de esperar en una silla más de 4 horas, me dijeron que tenía que distraerme porque todo está en mi mente. Pero yo no estoy loca, aunque, de tanto oírlo decir, a veces llego a creerlo» (Gilda Reyes, mi foro de Facebook, comunicación a lo largo de enero 2017, Venezuela).

¿Padece Gilda una enfermedad psiquiátrica? Esta parece ser la percepción de los sanitarios que la han atendido de urgencias y que han interpretado que la FM de Gilda es en sí misma una enfermedad mental o psíquica. Sin embargo, incumplen su deber de diagnosticarle el tipo de trastorno psicológico que padece y, además, la estigmatizan con un comentario poco profesional: «Todo está en su mente, y lo que tiene que hacer es distraerse».

No podemos seguir hablando de trastornos mentales sin antes recordar una clasificación tradicional y muy simple (es en 2 grandes grupos), que resulta muy útil desde el punto de vista didáctico. Mi objetivo es ayudar a que no se sigan repitiendo 3 errores conceptuales muy frecuentes. Uno es confundir enfermedad psiquiátrica con locura. Otro es pensar que una somatización es algo fingido o simulado. Y otro más es pensar que un hipocondríaco exagera los síntomas para obtener un beneficio.

Comencemos explicando la diferencia entre un enfermo psicótico (no confundir con psicópata o antisocial) y un paciente neurótico.

Psicosis (locura sin ser consciente)

Es un trastorno mental cognitivo (afecta al conocimiento de las cosas), en que se pierde el contacto con la realidad. Por eso, el enfermo psicótico sufre delirios (p. ej., se cree un dios), alucinaciones (p. ej., oye voces), desorganización del pensamiento (p. ej., no articula un razonamiento coherente) y comportamiento inusual o extraño (p. ej., hace preguntas o gestos que no tienen sentido). Su consecuencia es la incapacidad para interactuar con las personas y llevar a cabo las actividades cotidianas. El tipo de psicosis más conocido es la esquizofrenia, en la que el enfermo está loco, pero no es consciente de su locura, por lo que no busca ayuda médica, sino que es la familia quien lo lleva al psiquiatra.

Neurosis (consciente de no estar loco)

Es un trastorno mental emocional (afecta a los sentimientos), en que hay un alto grado de ansiedad, pero sin que el enfermo pierda su conexión con la realidad. Desarrolla conductas repetidas (p. ej., el obsesivo compulsivo) e inadaptadas (p. ej., en las crisis de pánico), con el fin de disminuir su estrés. Para protegerse de la angustia, recurre a mecanismos inconscientes de defensa (p. ej., evitar las situaciones estresantes). El enfermo no está loco y es consciente de no estarlo. Además, como sabe que no se encuentra mentalmente bien, busca ayuda médica. En palabras de Alicia Pérez: «Somos conscientes de nuestro problema, pero necesitamos herramientas para resolverlo».

¿Padece Gilda una psicosis o una neurosis? Ella me insiste en que «no está loca», si bien, de tanto oírlo decir, me comenta que a veces «llega a creérselo». Como es consciente de no estar loca, se descarta un trastorno psicótico, quedando solo la opción de un trastorno neurótico de tipo depresivo. Su pronóstico es mucho más favorable porque no se ha perdido la conexión con la realidad, tanto de sí misma como de su entorno. Está cuerda y, como es consciente de que no está bien, sufre.

Como Gilda es una enferma psiquiátrica de tipo neurótico, ¿significa esto que se imagina, inventa o exagera los síntomas? No, en absoluto. Por un lado, como no tiene delirios propios de lo que llamamos locura, no se imagina los síntomas, es decir, los síntomas no están en su mente. Por otro, no simula o finge ni aumenta su sufrimiento, sino que es una enferma verdadera que sufre y requiere tratamiento.

Por último, si su FM no estuviera confirmada con los criterios oficiales ACR, cabría la posibilidad de que sus síntomas físicos (dolor y cansancio) fueran debidos a un trastorno psiquiátrico del tipo de lo que llamamos somatizaciones. Son síntomas corporales verdaderos, a través de los que el enfermo expresa con sinceridad sus conflictos psicológicos.

Hay que desterrar el concepto erróneo y despectivo según el cual la somatización es algo propio de un manipulador que quiere llamar la atención o conseguir algún beneficio material. Este último tiene otro nombre: simulador.

5.8   ¿Es la FM un trastorno somatomorfo?: 2 ejemplos

> «Las molestias de la FM, que pueden llegar a ser dramáticas, contrastan con la normalidad de los diversos análisis de laboratorio y otras pruebas, dando lugar a que estos pacientes sean tildados de hipocondríacos o histéricos» (Dr. Manuel Martínez-Lavín, Reumatólogo experto en FM. INC, Mexico).

En Medicina, empleamos clasificaciones internacionales de las enfermedades psiquiátricas. La más utilizada es la de la American Psychiatric Association (APA). Nos referimos al DSM-IV (*Diagnostic and Statistical Manual of Mental Disorders,* 4ª edición). Los trastornos mentales son clasificados en grupos, en base a que compartan síntomas comunes o a que tengan la misma causa. Uno de ellos concierne al campo de la Medicina psicosomática. Este término se refiere a la influencia de la mente sobre el cuerpo, de modo que el problema mental (psico) es la causa de la sintomatología corporal (somático). Por consiguiente, nos referimos a este grupo de trastornos psiquiátricos, cuya sintomatología adopta una forma de expresión física, cuando hablamos de somatizaciones.

La ciencia médica los denomina trastornos somatomorfos y los incluye en el grupo 8 del DSM IV. De ellos hay un par que se diferencian entre sí según que el dolor sea el único síntoma del enfermo (trastorno por dolor) o que este sufra, además, otros síntomas no dolorosos (trastorno de somatización).

El motivo de exponerlos en este libro es que la existencia de dicha patología psiquiátrica somatomorfa nos lleva a formular 2 preguntas. En primer lugar, ¿hay trastornos psiquiátricos con somatizaciones que pueden parecer un síndrome fibromiálgico? Sí, y por eso deberemos hacer el diagnóstico diferencial con la FM. En segundo lugar, ¿no será que la propia FM es una variante muy compleja de trastorno somatomorfo? Tal vez, pero veámoslo a continuación.

Trastorno por dolor (código F45.4 del DSM IV)

La sintomatología es dolorosa, por lo que encuentro gran similitud con una FM de tipo hiperalgésico (destaca el dolor), que describimos en los capítulos 6º y 7º. Para confirmar la existencia de un trastorno por dolor son imprescindibles 5 requisitos:

1. El síntoma principal es el dolor localizado en 1 o más zonas del cuerpo.
2. El dolor provoca malestar significativo (requiere asistencia médica) o deterioro social, laboral o de otras áreas importantes de la vida del enfermo.
3. Los factores psicológicos desempeñan un papel importante en el inicio, la gravedad, la persistencia del dolor o su exacerbación.
4. El síntoma no es fingido ni producido de forma intencionada (a diferencia de lo que ocurre en la simulación).
5. Se excluye que la causa del dolor sea un trastorno depresivo, un trastorno de ansiedad o un trastorno psicótico.

Trastorno de somatización (código F45.0 del DSM IV)

Es más complejo que el anterior, ya que estos enfermos presentan una sintomatología múltiple (más que dolor). Encuentro cierta semejanza con una FM de tipo somatizador. Para su diagnóstico, deben cumplirse 5 requisitos:

1. Los síntomas aparecen antes de los 30 años, persisten durante varios años, obligan a buscar asistencia médica y provocan un deterioro significativo social, laboral o en otras áreas del enfermo.
2. Dolor en al menos 4 partes del cuerpo o funciones del organismo.
3. Un par de síntomas gastrointestinales no dolorosos (p. ej., vómitos y diarrea).
4. Un síntoma sexual o genital (p. ej., falta de deseo sexual o una disfunción eréctil).
5. Un síntoma pseudoneurológico, es decir, que parece un trastorno neurológico pero no lo es (p. ej., debilidad muscular localizada).

El presente: ¿es la FM un trastorno por somatización (TS)? No, pero si comparamos estos criterios, DSM IV del TS (definidos por psiquiatras), con los criterios ACR 2010 de la FM (definidos por reumatólogos), se deduce que existe un cierto parecido entre ambos. Por consiguiente, como la FM es mucho más compleja que la definición oficial de TS, debo concluir que, para el diagnóstico actual de la FM, deberemos utilizar los criterios modernos ACR 2010.

¿Y en el futuro? Considero que, para ubicar la FM en su lugar acertado en la Medicina, las instituciones internaciones que definen y clasifican las enfermedades deberían transferir la FM del ámbito de la reumatología al entorno de la psiquiatría y la medicina familiar. Incluso, propongo que, dada la gran importancia del factor psiquiátrico en el origen de la FM, debería evaluarse si la FM podría llegar a ser considerada una variante muy compleja de TS, en cuya definición se aplicaran los criterios ACR 2010.

5.9   Mi tesis biopsicosocial de la FM: 10 conclusiones

«Quien no sabe lo que busca no entiende lo que encuentra», dice un aforismo. Seguir buscando en la biología la causa original y universal de la FM es estar ciego a la evidencia de que ningún modelo físico-químico de enfermedad puede explicar el porqué de su casi exclusividad entre mujeres sometidas a una sobrecarga existencial límite. Sólo un enfoque antropológico puede explicar eso tan obvio para cualquier mente abierta a la realidad.

La perspectiva biológica de la FM se ha estudiado mucho en los últimos 20 años. Sin embargo, no se han encontrado diferencias biológicas de género que expliquen mi conclusión de que la FM es una enfermedad casi exclusiva de la mujer (no menos del 99%, en mi casuística). ¿Por qué? ¿Cómo explicarlo? ¿No será que el motivo no está en lo biológico, sino en el factor psicológico y el sociocultural?

¿Por qué hemos estado ciegos ante lo que saltaba a la vista? ¿En base a qué se ha venido afirmando que la FM se reparte en la proporción de 8 o 9 mujeres por cada hombre, cuando, en mi estadística (unos 1000 casos), la proporción es de 99 mujeres o más por cada hombre? Hay que hablar con los números y constatar la realidad. «En la actualidad, la FM afecta esencialmente a la mujer por una cuestión coyuntural. Si las circunstancias cambian, puede afectar (y ya lo hace) a hombres en situación similar. Hay que hablar con perspectiva histórica», me comentó Alicia Pérez.

¿Está en el modelo antropológico la solución al enigma de la FM?

En cuanto al mecanismo psicosocial de la FM, en nuestra sociedad patriarcal surgen 2 factores propios de la mujer y que Alicia me recuerda. Uno es la sobrecarga mental de la mujer ocupada en múltiples quehaceres y sin tiempo para ella misma. Sus obligaciones son tan absorbentes y no compensadas que pueden llevar al límite su resistencia física y mental: «Ya no puedo más», se quejan. El otro es el sentimiento de culpa, que surge cuando la mujer es incapaz de llegar a todo lo que se espera de ella, abocándola a la ansiedad y depresión.

En cuanto al mecanismo psicofísico de la FM, como la mujer está educada para decir que sí a todo, no puede aceptar poner freno a su agobiante situación hablando del problema con las personas implicadas (familiares, amistades y compañeros de trabajo). ¿Qué ocurre entonces? Su subconsciente solo encuentra una salida al conflicto mental: somatizarlo, hacerlo físico, con los síntomas propios de la FM y cuyo mecanismo fisiopatológico explicaremos en el próximo capítulo. Este mecanismo subconsciente de defensa del Yo frente al conflicto existencial de estas pacientes no es intencionado, ni simulado ni imaginado. Es tan inconsciente que ellas no saben explicar el origen de su patología, lo que les produce gran impotencia.

Y se agrava cuando el médico no las comprende y, en su lugar, les dice que «todo está en su cabeza», comentario que resulta devastador y las hace sentir desoladas. Por eso, es entendible el tabú del mundo de la FM, negándose a aceptar que su enfermedad pueda tener un origen psíquico. Su rechazo a la tesis psiquiátrica de la FM es tal que cualquier atisbo por mi parte de explicarlo encuentra una resistencia irracional en los pacientes más obsesionados con que «no es una enfermedad mental, sino física». Pero mi obligación ética es decirlo. Si queremos resolver el problema de la FM ya, no debemos seguir engañándonos más.

Estas son mis 10 conclusiones sobre este modelo antropológico de la FM, que será desarrollado en el siguiente capítulo:

1. Los rasgos de personalidad predisponentes a la FM son bien conocidos.
2. Los factores desencadenantes de la FM explican que hoy sea una enfermedad casi exclusiva de la mujer.
3. La sobrecarga de roles y el modelo social impuesto a la mujer hacen que la FM sea hoy casi epidémica entre ellas.
4. En hombres con similares rasgos de personalidad y en circunstancias parecidas a ellas, también es factible padecer FM verdadera, pero en la actualidad es algo anecdótico.
5. La etiología. El origen común de la FM es psicosocial, lo que no significa ni que la persona esté loca ni que se imagine los síntomas que sufre.
6. La patogenia. El mecanismo sintomático de la FM es psicofísico. El subconsciente de la enferma activa diversos procesos neuroquímicos y neurofísicos que dan lugar a los síntomas, que son reales aunque no visibles.
7. Los síntomas físicos son somatizaciones (no provocadas ni fingidas) de su sufrimiento psíquico.
8. El paciente con FM medicaliza su problemática, en parte debido

a la incomprensión generalizada, pero también por su necesidad de encontrar una solución médica para su enfermedad física y psíquica.

9. En el tratamiento de la FM, es ineficaz limitarse solo a la prescripción de medicamentos, lo que ocurre con mucha frecuencia.
10. El éxito terapéutico hace imprescindible tanto el abordaje psiquiátrico como el psicoterapéutico, capacitando a la enferma para gestionar su estresante sobrecarga familiar, social y laboral.

6 El origen de la FM: la causa y los mecanismos

6.1 Los cambios «funcionales» en el cerebro: ¿son la causa?

Se acostumbra a decir que la causa de la FM es una sensibilización central (SC), esto es, un estado de mayor excitabilidad de las neuronas en el cerebro y la médula espinal. Pero ¿es la SC la causa primaria de la FM? O, tal vez, ¿es la SC un mecanismo patogénico por el que la causa original produce los síntomas? Si así fuera, surgen otras 2 preguntas: ¿cuál es, entonces, la causa primaria que subyace en la FM? y ¿hay algún otro mecanismo, además de la SC, que explique algunos de los síntomas? Estas son las preguntas clave, entre otras, a las que responderé en este capítulo.

Asimismo, en él terminaré con las falsas creencias, mitos y tabúes sobre la obsesiva afirmación que ha lastrado a médicos y pacientes durante decenios y que aún lo hace: «La FM es una enfermedad física y no mental (en el sentido de que no es de causa psicológica ni psiquiátrica)».

Está claro que una enfermedad tan prolija como la FM no puede tener explicaciones sencillas sobre su causa primaria (etiología), concausas (factores influyentes), mecanismos (patogenia), y tratamiento causal, esto es, curativo en algunos pacientes. Quienquiera que responda sin tener en cuenta todo lo que enseñaré en este capítulo, no está argumentando con fundamento lo que afirma. En definitiva, la respuesta no está en la intuición o el sentimiento, sino en la razón, el conocimiento y la comprensión de lo que le ocurre, y porqué, al enfermo.

Comencemos con las explicaciones de la ciencia sobre el significado de lo que se ha visto, en pacientes fibromiálgicos, con una técnica de diagnóstico por imagen: la resonancia magnética cerebral funcional (RMCf).

Nos ha permitido visualizar la FM, demostrando que existen cambios físicos pero funcionales (en respuesta a un estímulo) en las zonas del cerebro que se relacionan con el dolor y la hiperalgesia. Pero ¿significa esto que dichos cambios cerebrales funcionales son la causa de la FM? No, ha sido malinterpretado. Solo significa que son los cambios transitorios (reversibles) y específicos del dolor que vemos cuando se provoca dolor. Por lo tanto, ni son lesiones orgánicas ni se relacionan con los demás síntomas no dolorosos de la FM. Por consiguiente, estos cambios reversibles, que solo visualizan la sensibilización central responsable del dolor, no pueden ser la causa común universal de la FM (Figura 17, página siguiente).

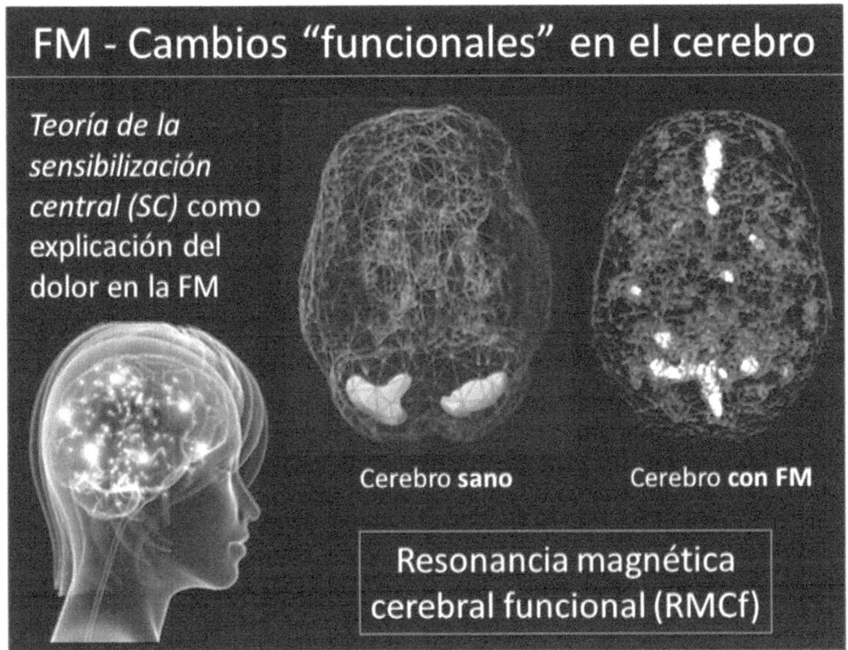

Diferencia entre cambio funcional y orgánico

¿Qué queremos decir con cambios funcionales (transitorios, reversibles) en el área cerebral implicada en la percepción del dolor? ¿Acaso estos cambios cerebrales funcionales son algo diferente a una lesión anatómica (permanente, irreversible) en el cerebro de estos enfermos? Sí, son 2 tipos distintos de cambios. Y esto es tan importante que debo explicarlo con detalle, antes de seguir exponiendo este capítulo.

- Cambio orgánico o anatómico. Es la alteración de un órgano (cerebro) o tejido (neuronas, fibras nerviosas), consistente en una lesión o daño de esa parte del cuerpo. Puede ser permanente-irreversible, pero en el cerebro siempre es irreversible (p. ej., la necrosis o muerte de parte del cerebro después de un infarto cerebral) a menos que sea un tumor bien localizado, que se extirpará. Pues bien, como en la FM no se ha encontrado ningún cambio anatómico en el cerebro, no tenemos ninguna técnica de diagnóstico por imagen que nos sirva para certificar que un enfermo padece FM. De hecho, la RMCf solo se emplea en estudios de investigación.

Sin duda, la ausencia de lesiones cerebrales ha contribuido a que no se haya dado tanta importancia clínica a la FM como a otras enfermedades anatómicas del cerebro, en que sí hay lesiones visibles y con riesgo mortal (p. ej., metástasis cerebrales de un cáncer de mama o una encefalopatía espongiforme de Creutzfeld-Jacob). En la demencia senil de tipo Alzheimer, la atrofia de las neuronas dañadas por los depósitos de sustancia amiloide y la degeneración neurofibrilar no tienen reparación posible, ni farmacológica ni quirúrgica.

- Cambio funcional o fisiológico. Es la alteración transitoria en un órgano, que no produce lesión o daño anatómico irreversible, de modo que dicho cambio desaparece cuando cesa el problema o el estímulo que los produce. En Medicina, usamos el término funcional o fisiológico para contraponerlo al de orgánico o anatómico. En la FM, todos los cambios visualizados con técnicas de RMCf son de tipo funcional, como indica el propio nombre.

Así pues, estos cambios cerebrales visibles en la FM no son lesiones permanentes de la estructura del tejido cerebral. Sólo son cambios funcionales que nos permiten ver el estado de hiperactividad transitoria de esas zonas cuando el paciente sufre dolor. Y, sí, me alegro de que así sea porque esto hace que la FM sea reversible, es decir, curable, como se expone en este libro por vez primera.

Para entender mejor ambos conceptos, el de cambio funcional reversible y el de lesión anatómica irreversible, así como el de su visualización para diagnosticar la causa, veamos el ejemplo del dolor cardíaco agudo producido por un problema en las arterias coronarias (riegan el miocardio).

Una lesión orgánica permanente del miocardio es el infarto, en que el músculo cardíaco afectado está muerto (necrosis). Por el contrario, un cambio funcional transitorio, sin daño o lesión del tejido miocárdico, sería la angina de pecho. Pues bien, al ver la causa del problema en las coronarias (técnica de la arteriografía coronaria), encontraremos una lesión anatómica (trombosis coronaria) en caso de infarto, mientras que no veremos lesión coronaria alguna (por eso hablamos solo de espasmo coronario funcional) en caso de angina de pecho.

La buena noticia para el enfermo con FM es que su cerebro equivale al corazón de un paciente con angina de pecho, en cuanto que en ambos casos hay una crisis de dolor, pero sin daño anatómico irreversible, a diferencia de lo que ocurre, p. ej., en el cerebro de un enfermo con encefalitis aguda o en el corazón de un enfermo con infarto de miocardio. Dicho de otra manera, en la FM no hay un daño cerebral irreversible, y, por lo tanto, puede ser curable.

6.2   Estudiando el origen de la FM: 4 conceptos básicos

Es bien sabido que para curar una patología es imprescindible conocer su causa. En el caso de la FM, el intento de explicar su tan enigmático (hasta ahora) origen, que comparten todos y cada uno de los pacientes, ha dado lugar a muchas teorías (neurológicas, genéticas, endocrinas, inmunológicas, psicológicas, vasculares y nutricionales, entre otras). Pero ¿qué nos explica cada una?, Y, si alguna de ellas desvela el misterio de la causa de la FM, ¿cuál es la correcta?

Responder a esta cuestión exige que todos sepamos diferenciar con claridad los 4 conceptos implicados en la génesis de cualquier enfermedad. Esto es tan importante que su tradicional ignorancia nos ha llevado al actual fracaso con la FM, mientras que su conocimiento nos traerá el éxito terapéutico, siempre que sea posible y que esté al alcance del enfermo.

Causa original (etiología).

Es lo primero y común a todos los pacientes (por eso la denomino causa primaria o causa universal). Es la causa matriz (la madre de todas las causas), de modo que es necesario que en todos los enfermos con esa patología exista dicha circunstancia. Así, p. ej., la causa original de una infección es un microorganismo o la causa primaria de una diabetes tipo I (insulinodependiente) es una incapacidad del páncreas para producir la hormona insulina.

Concausa tipo 1 o factor predisponente (factor de riesgo).

No es la causa, sino una concausa (actúa siempre que exista la causa). Es lo que debe concurrir antes en un enfermo para que la causa original de lugar a la enfermedad. Así, p. ej., el VIH (virus de inmunodeficiencia humana) es la causa original (el agente etiológico) del SIDA, pero la concausa o factor predisponente a la infección es la capacidad (¿genética?) de respuesta inmunológica del paciente una vez expuesto al virus del SIDA. Otro ejemplo de concausa de tipo 1 es la obesidad como factor de riesgo de desarrollar una diabetes tipo II (no insulinodependiente).

Concausa tipo 2 o factor desencadenante (dispara el proceso).

No es la causa, sino una concausa que varía de unos enfermos a otros. Es lo que debe concurrir en ese grupo de pacientes para que, si se dan la causa original y el factor predisponente, se dispare la pólvora de esos fuegos artificiales de la hiperactividad cerebral a que da lugar una enfermedad como la FM. Así, p. ej., en el caso anterior del SIDA, el factor desencadenante más frecuente es la exposición a la sangre de un infectado, p. ej., por compartir jeringuillas para la administración de heroína, la droga de moda en la década de los 80.

Patogenia (mecanismo de generación de los síntomas).

No es la causa, sino la reacción en cadena del organismo enfermo que da lugar a los síntomas. Así, p. ej., en la diabetes tipo I, el mecanismo patogénico sería doble. Por un lado, el proceso bioquímico por el que el déficit de insulina se traduce en hiperglucemia (aumento de glucosa en sangre). Por otro, el proceso fisiopatológico por el que dicho exceso de glucosa produce los 3 síntomas capitales: poliuria (exceso de orina), polidipsia (mucha sed) y polifagia (gran apetito).

En las conclusiones de este capítulo responderé a la pregunta del millón (de horas de estudio) que parecía que nunca iba a tener respuesta: ¿qué es lo primero y común a todos los pacientes de FM (la causa original y universal), que es imprescindible para que se den los diversos mecanismos productores de los síntomas (patogenia)? Téngase en cuenta que lo demás serán las 2 concausas o circunstancias que contribuyen a que la causa actúe en unas personas y no otras: los factores predisponentes y los desencadenantes.

La pregunta que todos nos hemos hecho

El concepto de causa primaria debe satisfacer 3 requisitos. El primero es ser la condición necesaria a partir de la cual se desencadena el mecanismo de la sintomatología. El segundo es ser una condición universal, es decir, que ha de encontrarse en el 100% de los enfermos. El tercero es ser una condición exclusiva, de modo que sea específica de la FM, puesto que cualquier enfermedad solo puede tener una única causa.

Así pues, ¿cuál debe ser la causa imprescindible, universal y exclusiva de la FM? De entre las 15 posibilidades que se citan a continuación, ¿cuál es la causa primaria?

- ¿Trastorno neurológico cerebral parecido a la epilepsia?
- ¿Trastorno genético hereditario?
- ¿Neuropatía periférica por déficit de vitamina B6 y 12?
- ¿Problema neuroendocrino con deficiencia de magnesio?
- ¿Ondas electromagnéticas en la atmósfera?
- ¿Trastorno neuroquímico por déficit de serotonina en el lóbulo occipital?
- ¿Disbacteriosis intestinal que requiere probióticos?
- ¿Infección vírica aún no identificada?
- ¿Lesión de las neuronas del cerebro por depósito de sustancia amiloide?
- ¿Trastorno por incapacidad de gestionar un estrés crónico?
- ¿Encefalopatía por priones que dañan la zona cerebral del dolor?
- ¿Contaminación ambiental por agentes químicos inhalados?
- ¿Intolerancia al gluten no celíaca?
- ¿Alimentación pobre en ácidos grasos omega 6?
- ¿Trastorno neurovascular en la piel que sensibiliza los receptores del dolor?

Al final del capítulo, se podrá sacar la conclusión lógica más probable o, más bien, la única posible. Así, evitando confundir la causa con las concausas y los mecanismos de producción de los síntomas, responderemos al enigma, lo cual permitirá un proceso terapéutico causal, esto es, curativo de la FM.

6.3　La sensibilización central (SC): ¿causa o mecanismo?

¿En qué se basa esta tesis? Por un lado, en la constatación de que en la FM hay un aumento de la percepción de estímulos cutáneos que no producirían dolor en las personas sanas. Y, por otro, en que esa mayor sensibilidad de las neuronas del sistema nervioso central (SNC) se debe a un estado de sobreactivación, similar al que ocurre en la epilepsia. Por eso, en el tratamiento de la FM usamos antiepilépticos, como se expondrá en el capítulo 8º.

Para comprender esta teoría, hay que de recordar el mecanismo de la percepción del dolor, desde que un estímulo se aplica sobre la piel, donde unos receptores del dolor (nociceptores) lo detectan y lo transmiten a la neurona sensitiva en la médula espinal (es la conexión intermedia) y desde esta al cerebro, el destino final (Figura 18).

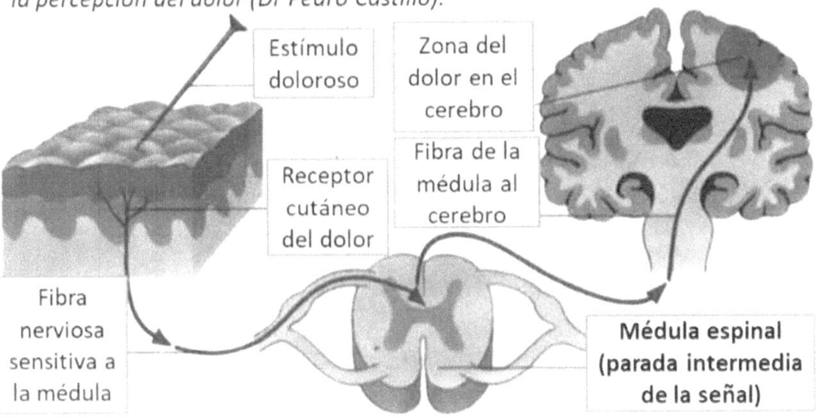

Asimismo, otro dato a recordar es que hay 2 vías nerviosas de modulación del dolor, a través de las cuales nuestro sistema nervioso puede graduar la señal dolorosa. Una es la vía nerviosa ascendente, que conduce la señal desde la zona que duele hasta el tálamo encefálico, que alerta al cerebro para que éste de la orden de protegernos del estímulo doloroso. Esta vía tiene una función excitatoria (aumenta la intensidad de la señal). La otra es la vía nerviosa descendente, que va en sentido inverso desde la corteza del cerebro hasta la piel, y cuya función es inhibitoria (reduce la intensidad de la señal), de modo que el mensaje que transmite a la zona dolorosa es que sus receptores dejen de enviar más avisos al cerebro.

Pues bien, en la FM el mecanismo de la hiperalgesia parece ser doble. Por un lado, habría una mayor excitabilidad de la vía ascendente al cerebro; por otro, habría una menor actividad de la vía descendente desde el cerebro. El resultado final de ambos cambios funcionales en la transmisión neurológica de la señal dolorosa será que el cerebro acabará percibiendo más intensidad de dolor (Figura 19).

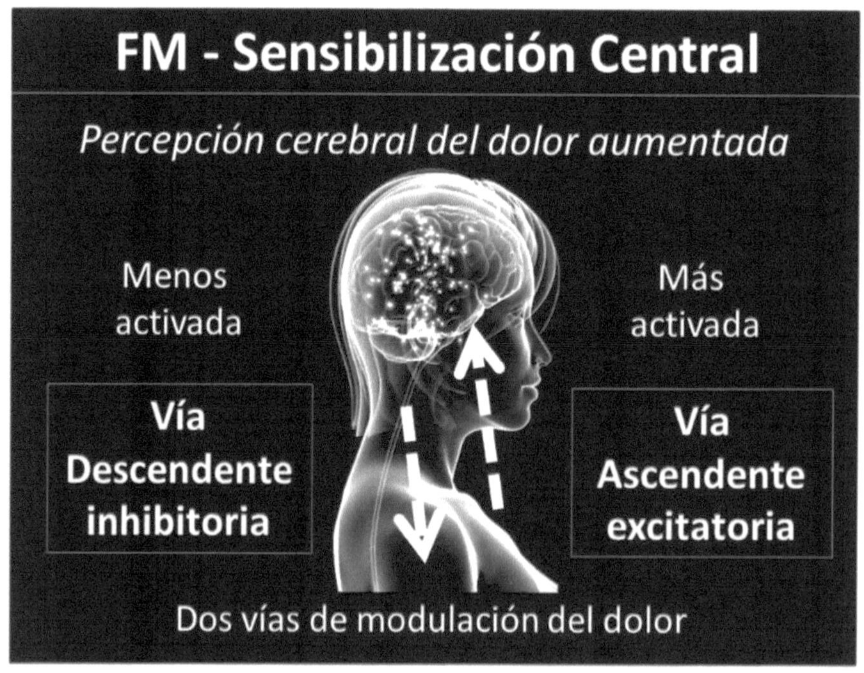

¿Qué pruebas demuestran que este mecanismo de la sensibilización central es el que explica que la percepción cerebral del dolor esté aumentada en la FM?

- Dolorimetría (con el palpómetro). Cuantifica que los pacientes con FM tienen una respuesta excesiva a la presión de los puntos gatillo, percibiéndose como dolor.
- Pruebas de hipersensiblidad cutánea. Nos enseñan que muchos casos de FM son, además, sensibles a otros estímulos (p. ej., térmicos y eléctricos) sobre la piel.
- Laboratorio de acústica. Se ha verificado la hipersensibilidad al ruido.
- Electroencefalograma (EEG). Muestra un déficit en la capacidad del cerebro para neutralizar estímulos repetitivos no dolorosos.
- Resonancia magnética nuclear (RMN). Nos permite ver las áreas del cerebro más activadas en pacientes con hipersensibilidad a estímulos.

Y dicho todo lo anterior queda clara la respuesta a la pregunta inicial: ¿Es esta sensibilización central la causa primaria de la FM? No. ¿Por qué? Solo explica el dolor y los síntomas de hipersensiblidad a estímulos sensoriales. Por consiguiente, solo es un mecanismo por el que la verdadera causa de la FM desencadena en el paciente ese grupo limitado de síntomas propios del aumento de la excitabilidad de las neuronas del SNC.

6.4   La teoría neurovegetativa: ¿causa o mecanismo?

El Sistema Nervioso Autónomo (SNA) es el gran desconocido por el público general. Y es el tan silencioso SNA el que nos va a resolver uno de los 2 enigmas de la FM. La pregunta del enfermo "¿por qué sufro tantos síntomas y tan diferentes?" encuentra respuesta en esa parte de sistema nervioso del que apenas sabían de su existencia. Pero empecemos por lo más básico: ¿para qué sirve el SNA?

Es la parte del sistema nervioso periférico que controla las actividades involuntarias de nuestro cuerpo (p. ej., el cierre y la apertura de los vasos sanguíneos, con lo que nos autorregula la presión arterial). Esto lo diferencia del sistema nervioso voluntario, que es el musculoesquelético, responsable de nuestros movimientos intencionados. Para referirse a él, se puede usar cualquiera de estos 3 términos: autónomo (es independiente de las órdenes del cerebro), involuntario (nuestra voluntad no controla su actividad) y vegetativo (sin que nos demos cuenta, regula funciones vitales de nuestro organismo).

A su vez, el SNA se divide, fisiológicamente, en 2 partes contrarias (Figura 20).

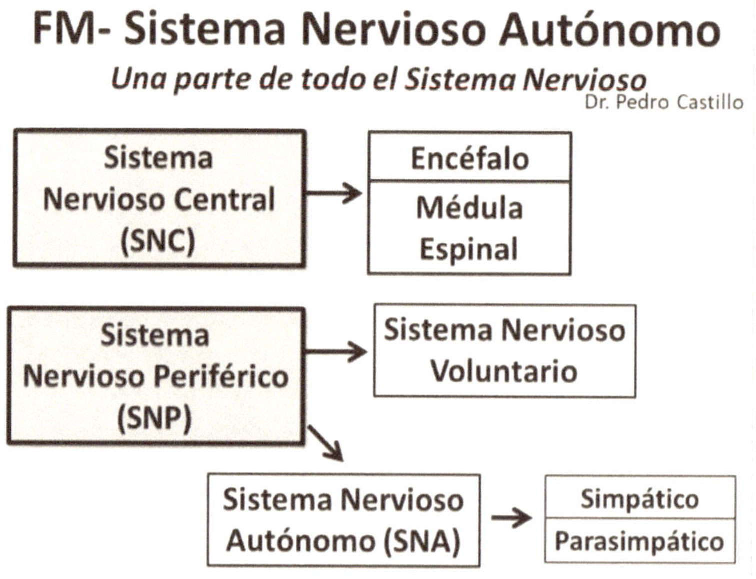

Una división es el simpático o adrenérgico, así llamado porque el neurotransmisor que utiliza es la noradrenalina (norepinefrina) y cuya principal misión es preparar nuestro organismo para hacer frente a una situación de estrés (alarma). La otra división es el parasimpático o colinérgico, así llamado porque el neurotransmisor que utiliza es la acetilcolina y cuya función es mantener nuestro cuerpo vivo y activo en circunstancias normales.

Esta es la razón por la que al SNA también se le llama sistema nervioso vegetativo (SNV), porque regula las funciones de nuestra biología inconsciente. Es responsable de la actividad de nuestros aparatos (p. ej., circulatorio, respiratorio, digestivo y reproductor) y sistemas corporales (p. ej., endocrino y excretor). Por ello, su trascendencia es de vida o muerte, ya que mantiene el equilibrio de nuestras constantes vitales, como el latido cardíaco, la respiración espontánea, la presión arterial, la digestión, la temperatura corporal, la acomodación visual, la dilatación pupilar y la secreción hormonal, entre otras.

Así pues, esta intrincada red de fibras nerviosas (como los cables de una central telefónica o eléctrica) que es el SNA se encarga de mantener la armonía funcional de todo nuestro organismo (homeostasis). Y lo hace con sus 2 divisiones, el simpático y el parasimpático, que son antagónicos, de modo que si uno estimula o activa determinada función el otro la inhibe.

¿Cuál es la función del simpático adrenérgico? Preparar nuestro cuerpo para hacer frente a una situación de estrés. ¿Cómo? Dilatando la pupila (para ver mejor la amenaza), dilatando los bronquios (para introducir más oxígeno en los pulmones) y acelerando el latido cardíaco (para bombear más sangre a los músculos), todo lo cual facilitará luchar contra la amenaza o huir de ella. Por eso, se dice que la adrenalina es la hormona del estrés.

¿Cuál es la función del parasimpático colinérgico? Preparar nuestro organismo para las actividades cotidianas en situación de reposo. Así, p. ej., nos regula la función digestiva. ¿Cómo? Aumentando la secreción de ptialina y líquido salival (para iniciar la digestión y facilitar el deslizamiento de la comida por el esófago), secretando ácido y enzimas en el estómago (para digerir los alimentos en la cavidad gástrica), secretando bilis y jugo pancreático (para terminar la digestión intestinal) y estimulando las contracciones gástricas e intestinales (para el tránsito y absorción de los nutrientes por el tubo digestivo).

Dicho esto, ya podemos responder a la pregunta inicial: ¿Por qué es tan importante el SNA en la FM? Porque se ha demostrado que sufre un trastorno o cambio de tipo funcional, motivo por el que se habla de disfunción del SNA. También puede usarse cualquiera de los otros 2 sinónimos: disfunción autonómica o disautonomía. La siguiente pregunta es: ¿qué tipo de disfunción del SNA es la que se produce en la FM?

6.5 La disfunción simpática: un hallazgo clave en la FM

«Proponemos que la FM es un intento fallido de nuestro sistema principal de adaptación para acomodarse a un medio hostil: el sistema nervioso autónomo (SNA). Existen importantes similitudes entre la FM y un síndrome doloroso localizado: la distrofia simpática refleja. De hecho, la FM sería una forma generalizada de dicho síndrome» (Dr. Manuel Martínez-Lavín, 2016, reumatólogo experto en FM, INC, Mexico).

Este prestigioso médico, gran investigador y divulgador de la FM, ha realizado diversos estudios para medir el funcionamiento del SNA en estos pacientes, tanto en situación de reposo como de estrés. Uno de los métodos que ha empleado es el análisis de la variabilidad del ritmo cardiaco, registrado durante 24 horas con un monitor portátil de ECG (electrocardiografía), es decir, mientras las personas estudiadas realizaban sus actividades cotidianas. Comparando los resultados del grupo de enfermos de FM con los del grupo control (sin FM), encontró 2 tipos de disfunción autonómica en la FM:

Hiperactividad simpática sostenida (en situación normal).
  Es como si estos enfermos se hallaran en permanente estrés, ya que, en condiciones normales, no debería predominar el simpático sobre el parasimpático, sino estar ambos en armónico equilibrio (homeostasis del organismo).

Hiporreactividad simpática refleja paradójica (en situación de estrés).
  Cuando los enfermos de FM eran sometidos a un estrés físico simple (p. ej., ponerse de pie) se observó una disminución del tono simpático, lo que era paradójico, pues lo previsible era una hiperreactividad adrenérgica, esto es, la típica respuesta al estrés.

La conclusión es que el tipo de disfunción (desajuste en el funcionamiento) autonómica que hay en la FM corresponde a su división simpática adrenérgica, motivo por el cual hablamos de disfunción autonómica simpática o disfunción simpática.

Dicho esto, queda pendiente interpretar este hallazgo respondiendo a nuevas preguntas. ¿Qué papel desempeña esta disfunción simpática en la FM? ¿Acaso es la misteriosa causa original de la enfermedad? ¿O es el mecanismo involuntario (el paciente de FM no lo manipula) generador de los síntomas?

Quien pretenda dar una respuesta a la cuestión deberá resolver 3 interrogantes. Primero, ¿puede la disfunción simpática dar lugar, por sí sola, a todos los síntomas de la FM? Segundo, ¿puede la disfunción simpática incluir las demás teorías explicativas de la producción de grupos concretos de síntomas en la FM? Tercero, ¿tiene el cuerpo humano algún nivel superior que, por un lado, conecte al enfermo de FM con su entorno y que, por otro, pueda influir sobre el SNA, causando la disfunción simpática como forma de expresar su enfermedad?

6.6 La disfunción simpática: ¿explica todos los síntomas de la FM?

Si comparamos los síntomas de la FM con las funciones vitales reguladas por el SNA en el organismo, concluimos que casi toda la sintomatología de la FM puede ser explicada por la disfunción simpática. No existe, pues, otro modelo de enfermedad que pueda justificarlo, por lo que la disfunción simpática es el único mecanismo posible capaz de generar el síndrome fibromiálgico.

Veámoslo con detalle correlacionando cada uno de los 2 tipos conocidos de disfunción simpática con grupos específicos de síntomas observados en estos enfermos.

Síntomas de la FM debidos a la hiperactividad simpática sostenida

Dolor, hiperalgesia y alodinia.

El Dr. Martinez-Lavín ha demostrado que estos 3 síntomas dolorosos de la FM pueden explicarse por un mecanismo denominado dolor mantenido por el sistema nervioso simpático. De hecho, sabemos que la alodinia es un síntoma típico de dolor mediado por el sistema simpático. Este proceso consistiría en la capacidad de su neurotransmisor para sensibilizar los receptores del dolor, como demostró el investigador mejicano al observar que los pacientes experimentan dolor inducido por inyecciones de cantidades minúsculas de noradrenalina (norepinefrina). En consecuencia, ha propuesto que el tipo de dolor en la FM es un dolor neuropático.

Insomnio.

Se explica por el hallazgo de que el aumento del tono simpático en la FM (con taquicardia, sudoración, etc.) es más intenso durante las horas del sueño.

Ansiedad.

Es bien sabido que la noradrenalina produce síntomas propios de un estado de nerviosismo. De hecho, la crisis de ansiedad (crisis de pánico) es consecuencia de una gran descarga adrenérgica.

Sensaciones neurológicas anormales.

P. ej., quemazón, hormigueo, adormecimiento de las extremidades. Son propias de un dolor de tipo neuropático, esto es, el mismo tipo que ha propuesto el Dr. Martínez-Lavín para el dolor de la FM. Otros ejemplos de este tipo de dolor neurológico son la neuralgia postherpética, la neuropatía diabética y la distrofia simpática refleja.

Síntomas somáticos.

P. ej., intestino irritable, urgencia urinaria, sequedad constante de ojos y boca. También se explican por ese mecanismo de la disautonomía simpática.

Síntomas de la FM debidos a la hiporreactividad simpática refleja

Fatiga.

La explicación del gran cansancio posterior a un esfuerzo sería consecuencia de la menor reactividad simpática al estrés, de modo que éste (p. ej., el ejercicio físico) produce más sensación de cansancio en un paciente de FM que en una persona sana.

Síntomas debidos a la hipotensión arterial reactiva.

P. ej., visión borrosa, confusión mental, dificultades de concentración y memoria, vértigos, acufenos, mareos, náuseas, vómitos, somnolencia y debilidad. Todos forman parte del síndrome fibromiálgico.

Podemos concluir que la respuesta a la primera pregunta es afirmativa: la disfunción simpática puede dar lugar, por sí misma, a todos los síntomas que se han descrito en la FM, hasta el punto de que sería el único mecanismo patogénico conocido en Medicina capaz de explicar la aparición de cada uno de los síntomas propios de esta enfermedad.

Llega el momento de responder a la segunda pregunta: ¿puede la disfunción simpática integrar las diversas teorías que se han propuesto para explicar el mecanismo biológico capaz de desarrollar los diversos grupos de síntomas en la FM?

6.7 La disfunción simpática: ¿incluye las demás teorías sobre la FM?

La teoría neurovegetativa de la disfunción simpática puede, incluso, integrar las demás teorías que se han investigado y propuesto como implicadas en la FM. De ellas, unas corresponden a factores predisponentes (p. ej., la teoría genética) y otras (p. ej., la teoría neurovascular) son sólo mecanismos que intervendrían en la producción de algunos grupos de síntomas de la FM.

Por su mayor importancia y razones de brevedad, serán solo 5 teorías las que analizaremos:
- Teoría genética.
- Polineuropatía de fibras pequeñas (PNFP).
- Teoría vascular periférica.
- Teoría inflamatoria de la histamina.
- Teoría neuroendocrina y neurotransmisora.

Teoría genética: ¿el factor que predispone a la FM?

Los enfermos de FM tienen con más frecuencia una variación genética asociada a un déficit de la enzima COMT (necesaria para metabolizar la noradrenalina). Por este motivo, al no eliminar el exceso de este neurotransmisor, se mantiene un tono adrenérgico aumentado. Así pues, el factor genético podría ser un factor de vulnerabilidad que predispondría a padecer FM, pero no es su causa.

Reconozco que en mi video de principios de 2016 sobrevaloraba la teoría genética, cuyo postulado era que la causa de la FM estaría escrita en el ADN del paciente. El argumento era la observación de que la FM es 8 veces más frecuente entre miembros de la misma familia, de ahí que se hablara de la denominada agregación familiar de primer grado (predisposición familiar de base genética) en la FM. Su postulado sería que los miembros de la familia compartirían supuestos genes fibromiálgicos (genes FM). Para saber más sobre genes y FM, se está llevando a cabo un importante estudio genético en Zaragoza (España).

De hecho, en un estudio de Genomic Genetics International, se han encontrado 80 polimorfismos genéticos en el ADN de 3000 enfermos de FM. Uno de estos genes alterados es el que codifica la síntesis de la enzima

COMT (catecoloximetiltransferasa). También hay cambios en el gen de la sustancia P (un neuropéptido que amplifica las señales dolorosas). Asimismo, se ha pensado que la mutación del gen del receptor opioide mu explicaría que estos enfermos no sólo perciban más el dolor físico, sino también el psíquico.

Sin embargo, hay un hecho crucial que derrumba la teoría sobre una presunta causa genética de la FM: estos cambios genéticos también se han encontrado en otras enfermedades, de modo que no son específicos de la FM. Por este motivo, la conclusión lógica actual sería que, además de estos posibles genes comunes, tal vez existan factores predisponentes más propios de una cierta dinámica familiar disfuncional en los hogares de algunos de estos pacientes.

La conclusión es que la FM no tiene una causa original genética ni tampoco es hereditaria. Lo máximo aceptable hoy sería una predisposición genética a que algunos pacientes desarrollen la enfermedad o a que esta sea de mayor severidad clínica. Eso explicaría que un suceso vital estresante (p. ej., un acoso laboral, un rechazo social, un fracaso profesional o una ruptura de pareja) dejara en estos pacientes, con sus peculiares rasgos de personalidad, una huella más profunda que en otras personas sin estas variantes genéticas.

Teoría de la polineuropatía de fibras pequeñas (PNFP)

«Una mujer de 35 años consultó por sensación de quemazón y pinchazos dolorosos en las plantas de los pies, de 6 meses de evolución. A la exploración física, su fuerza muscular y reflejos nerviosos eran normales. Su electromiograma (EMG) era normal. Se la diagnosticó de síntomas funcionales (sin lesión visible) y fue derivada al psiquiatra. Más tarde fue diagnosticada de polineuropatía de fibras finas» (Dr. Ricardo Reisin, Jefe de Servicio de Neurología, 2016, Argentina).

El nombre de la enfermedad alude a las fibras nerviosas más finas: las C y A-Delta. Las fibras C son de conducción lenta y responsables de la percepción del calor y la presión. Las fibras A-Delta son de conducción rápida y nos permiten sentir el frío. Pero lo más relevante para la FM es que estas fibras nerviosas parece ser también responsables de las funciones del SNA, lo que explica que a algunos enfermos se les haya encontrado dicha polineuropatía (en la piel y córnea ocular), así como una demostrable hiperactividad simpática. Por consiguiente, la teoría matriz (disfunción simpática) ya incluiría esta otra teoría neurológica (PNFP).

Es un tema de gran actualidad, como refleja un testimonio que recibí: «Yo participé en un estudio científico que investiga las causas de la FM. Fue en la Universidad Neurológica de Würzburg. Me hicieron una biopsia en la piel del tobillo y la parte alta del muslo. El objetivo era examinar las fibras nerviosas pequeñas (*small fiber*) que están debajo de la piel» (Faby, mi canal médico de Youtube, 2017, Alemania).

Teoría neurovascular cutánea

«Yo tomo pregabalina de 75 mg por la mañana y la noche, fluoxetina y Tensodox (ciclobenzaprina) de 5 mg. Tengo claro que estas medicinas son sintomáticas, no curan, pero, al menos, ayudan con el dolor. He leído que encontraron la causa de la FM en las terminaciones nerviosas de los vasos sanguíneos de las manos y que, por eso, duelen y están calientes. Por favor, ¿cuál es su opinión?» (Mary Odefig, mi canal médico de Youtube, agosto 2017, Hispanoamérica).

En relación con su tratamiento le respondí: «Está siendo bien tratada con esos 3 fármacos neuromoduladores, lo que explica que haya mejorado de su dolor». Y en cuanto a su pregunta sobre la teoría neurovascular cutánea, «no es la causa de la FM, sino sólo el mecanismo que produciría algunos síntomas vasomotores cutáneos (p. ej., sensación de calor y la sudoración excesiva, de la que se quejan bastantes enfermas)».

Debemos, pues, concluir que esta teoría neurovascular periférica ya está integrada en el mecanismo patogénico principal: la disfunción autonómica.

Teoría inflamatoria de la histamina

«Está de moda la teoría de la histaminosis, según la cual la histamina (mediador químico en la respuesta inflamatoria, alérgica y en el estrés) jugaría un papel en la FM, en cuanto a producir síntomas típicos de una vasodilatación cutánea (enrojecimiento, picor y calor), así como los del síndrome de intestino irritable, entre otros. Sin embargo, todavía no está demostrado que sea de utilidad la administración oral de DAO (diaminooxidasa) en la FM, que actúa reduciendo la concentración de histamina en la sangre». Esta fue mi respuesta a la consulta de Alicia Pérez, sobre el potencial beneficio de los suplementos de DAO en la FM (setiembre de 2017, Valencia).

A raíz de un artículo publicado en *Fibromyalgia News Today* (2017), Alicia me pidió que opinara sobre la utilidad de este nuevo suplemento dietético (DAO). Concluí que su evidencia era insuficiente por 3 razones. «En primer lugar, el aumento del número de células cebadas (productoras de histamina) en la piel solo explicaría los síntomas cutáneos por vasodilatación local. Además, no se ha demostrado que en la FM haya un aumento sanguíneo de la histamina, lo cual sería necesario para explicar otros síntomas somáticos de la FM. Por último, tampoco se ha demostrado que el bloqueo de la histamina con antihistamínicos sea eficaz para el tratamiento de la FM».

De confirmarse esta teoría de la disfunción de células endoteliales de los vasos sanguíneos periféricos, su papel vasodilatador periférico se explicaría como un submecanismo incluido en la teoría matriz, la de la disfunción autonómica. También se requiere más investigación del tubo digestivo, ya que el eje cerebro-intestino induce la liberación de histamina en el tracto intestinal durante el estrés, con efecto inflamatorio sobre los nervios entéricos. Dicha histaminosis intestinal desempeñaría un papel importante en el intestino irritable (colon espático o colon irritable).

Teoría neuroendocrina y neurotransmisora

Es muy probable que la FM siga un modelo neurobioquímico parecido al trastorno depresivo, en el que encontramos disminución reversible de algunos neurotransmisores (noradrenalina y serotonina) en zonas específicas del cerebro. De la misma manera, estos y otros neurotransmisores cerebrales estarían alterados en la FM.

Uno de los cambios endocrinos detectados en pacientes con FM es la disminución del cortisol en la sangre, lo cual es muy importante porque esa hormona es clave para una respuesta adaptativa al estrés. No en vano, las 2 hormonas fundamentales estresógenas son la noradrenalina y el cortisol, cuyos nombres evocan su síntesis en las cápsulas suprarrenales Por otra parte, en el LCR (líquido cefalorraquídeo) se ha encontrado un descenso de algunos neurotransmisores (p. ej., serotonina y encefalina), que intervienen en el proceso de transmisión del dolor por las fibras nerviosas. También es importante el aumento del glutamato, con efecto neuroexcitatorio.

Mi conclusión es que, tanto en la depresión como en la FM, estos cambios hormonales y neuroquímicos no son la causa original de ambas enfermedades, sino el mecanismo bioquímico por el que se producirían algunos de los síntomas. Así pues, una vez más, esta teoría molecular también está incluida en la tesis de la disfunción autonómica, como el mecanismo que explicaría el desarrollo de todos o casi todos los síntomas del síndrome fibromiálgico.

6.8   Mi tesis sobre el verdadero origen de la FM

El origen de la FM residiría en una causa primaria psicológica (disfunción emocional) y en un mecanismo patogénico neurovegetativo (disfunción simpática), que es el que desencadena todos los síntomas, a través de diversos submecanismos. Tanto el descarte de otras teorías (la prueba indirecta o excluyente) como las evidencias sobre que ambas disfunciones son las únicas presentes en todos y cada uno de los pacientes (la prueba directa o confirmativa), me llevan a esa conclusión.

La evidencia científica, los cientos de testimonios de enfermos y mis amplios conocimientos médicos apuntan a la siguiente secuencia en la cascada de las 2 disfunciones generadoras de la FM. Esta es mi propuesta simplificada, que resumo en el primer esquema (Figura 21).

La etiología (causa primaria original).

Es la disfunción emocional, esto es, la incapacidad de estos pacientes para gestionar un estrés crónico físico o mental, que les acaba produciendo un desbordamiento emocional sostenido y grave que requiere tratamiento médico.

La patogenia (mecanismo productor de los síntomas).
Es de tipo neurológico: la disfunción simpática que, a su vez, sería la causante de la sensibilización central y de los otros submecanismos responsables de grupos de síntomas concretos.

Entrando más en detalle, sobre la interacción de la causa psicológica con las 2 concausas identificadas y el mecanismo neurogénico de los síntomas, mi tesis contempla la siguiente secuencia acontecimientos (Figura 22).

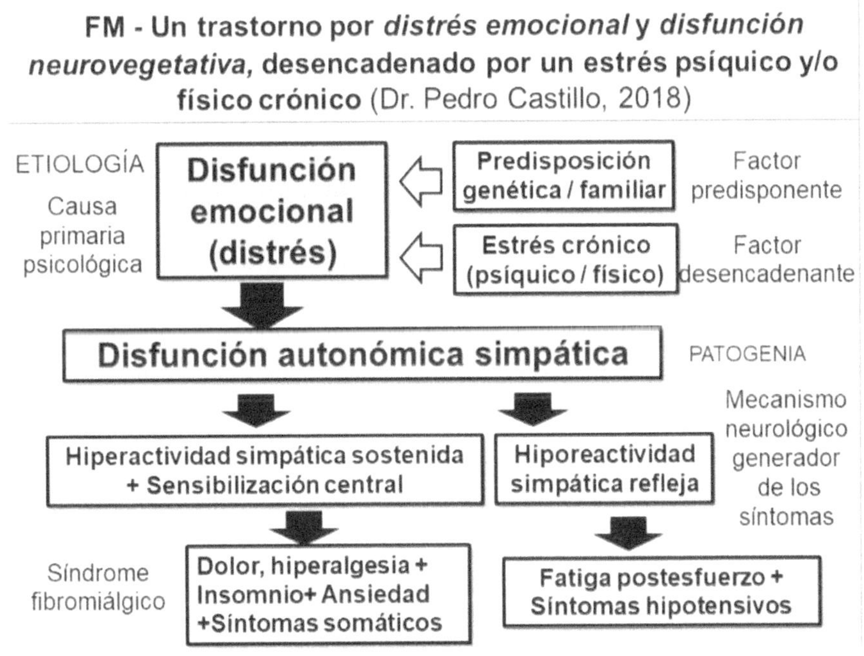

La causa original y universal (etiología).
Es psicológica: la disfunción emocional (incapacidad para gestionar un estrés crónico y severo), por lo que se produce un estado mental de distrés.

Las concausas de tipo 1 (factores predisponentes) son un par.

Una es la vulnerabilidad genética que aumentaría el riesgo de contraer la FM. La otra es «el modelo social patriarcal impuesto a la mujer (enfermedad social), que conforma la personalidad por influencia del entorno familiar y social, caracterizándose por la carga mental, la multifunción, el exceso de responsabilidad familiar y laboral, discriminación, infravaloración y escaso o nulo reconocimiento, entre otros» (Alicia Pérez, comunicación personal, noviembre de 2017, Valencia).

La concausas de tipo 2 (factores desencadenantes) son otro par, bien juntas o por separado.

Una es un estado crónico de estrés físico (p. ej., derivado de padecer poliartrosis, un traumatismo físico u otra enfermedad causante de dolor sostenido y extenso. Otra es un estado crónico de estrés psicosocial por patología psiquiátrica previa (p. ej., un enfermo con trastorno bipolar, depresivo u obsesivo compulsivo), por conflictividad social (víctima de algún delito), laboral (acoso) o familiar (relaciones disfuncionales).

El mecanismo patogénico es neurológico.

La disfunción simpática (del sistema nervioso autónomo), que implica los submecanismos de la sensibilización central y dolor neuropático, así como otros múltiples.

No existe en Medicina otro modelo patogénico sobre el origen de una enfermedad que pueda explicar el misterio de la FM, por el que tan diversos síntomas son desarrollados por un mismo mecanismo de 2 disfunciones secuenciales: la emocional y la neurovegetativa.

6.9 Propuesta 1ª: un nuevo trastorno afectivo somatomorfo

La FM será al siglo XXI lo que la depresión ha sido durante el siglo XX y la neurosis de conversión fue al siglo XIX: una enfermedad psicofísica, es decir, de causa psicológica, pero con sintomatología física real, no imaginaria y, por supuesto, no fingida, ya que implica un mecanismo neurológico involuntario. La FM sigue un modelo patogénico parecido al de la depresión. Sin embargo, la FM (enfermedad por distrés emocional o incapacidad de gestionar el estrés crónico) es una entidad clínica diferente de la depresión.

En el capítulo 2º mencionaba una carta al programa de TV *Sálvame* (Telecinco). Su objetivo era reivindicar que se trasmitiera una información real sobre la FM: «Años de lucha para que nuestra enfermedad deje de considerarse imaginaria o derivada de un trastorno psicológico… Su origen posiblemente sea neurológico, y el dolor resultaría de desequilibrios neuroquímicos del sistema nervioso central… No estamos fingiendo ni se trata de un trastorno de somatización» (AFIAL, Asociación de Fibromialgia de Almería, España, 2017).

Mi razón para analizar este escrito aquí es porque reitera los confusos planteamientos sostenidos por el entorno de la FM desde hace 2 o 3 décadas. La realidad ha demostrado que no han contribuido a evitar lo que he calificado como el fracaso de la FM. Algo erróneo debe haber en ese planteamiento cuando no ha sido capaz de solucionar la desesperada situación de desconsuelo de la mayoría de enfermos. Y es que se ha olvidado una de las reglas para la solución de un problema: «cuando una estrategia no ha funcionado, no hay que seguir obcecándose en persistir en la misma y esperar obtener un resultado diferente».

Hay que ejercer la autocrítica. ¿No estarán equivocadas algunas de las afirmaciones de dicho escrito? Sí. He detectado errores en algunos conceptos médicos. Y su importancia radica en que este tipo de postulados erróneos e intocables, contra cualquier atisbo de que la FM pudiera ser aquello que descartan («derivada de un trastorno psicológico»), ha tenido un efecto bumerán contra la enfermedad porque ha contribuido a mantener el autoengaño, derivado del desconocimiento de lo que se habla. El hecho de mezclar conceptos distintos (p. ej., creer iguales un trastorno psicológico y una enfermedad imaginaria) ha llevado a conclusiones equivocadas, que han lastrado el progreso de la FM.

Por eso, considero necesario esclarecer estos conceptos desacertados, y que alguien lo explique y proponga cambiarlos.

Ya lo anticipé durante una entrevista en *El baúl de los recuerdos*, Radio Cunit, España, en octubre de 2017. En ella, respondía a 23 preguntas sobre los retos de la FM, formuladas por Estela, su presentadora, y cuyo video fue publicado en Youtube en octubre de 2017. Fiel reflejo de su interés social han sido las más de 100 consultas y comentarios, al cabo de su primer mes.

¿Verdadero o falso?

Con esta finalidad didáctica, analizaré 5 conceptos de la carta de AFIAL, concluyendo si son acertados o errados.

«¿El origen de la FM posiblemente sea neurológico?».

Incorrecto. Se confunde el concepto de causa primaria con el del mecanismo generador de los síntomas. En la FM, lo que es neurológico no es su etiología, sino su patogenia, que es involuntaria (ni exagerado ni simulado), por cuanto implica una disfunción del Sistema Nervioso Autónomo (SNA) con hiperactividad simpática sostenida. Dicho de otra manera, es como si estos pacientes sufrieran un estrés neurovegetativo persistente.

«¿El dolor resultaría de desequilibrios neuroquímicos del Sistema Nervioso Central?».

Verdadero. He explicado que la disfunción simpática produciría los cambios neuroquímicos y neurohormonales propios de la sensibilización central, responsable del dolor y de toda la sintomatología relacionada con un estado de hipersensibilidad sensorial.

«¿No estamos fingiendo?».

Verdadero, para la gran mayoría de verdaderos enfermos (los que sufren). Sin embargo, no olvidemos los simuladores, que deben ser excluidos de la FM, porque su finalidad es obtener un beneficio personal, haciéndose pasar por enfermos.

«¿Tampoco es un trastorno de somatización?».

Incorrecto. Afirmar esto es desconocer lo que es un trastorno somatomorfo. En el capítulo 5º, he descrito una cierta similitud conceptual entre el trastorno por somatización (criterios DSM IV) y el síndrome fibromiálgico (criterios ACR 2010). Tanto es así que veo probable que, en unos años, en la Clasificación Internacional de Enfermedades (CIE, de la OMS), la FM sea reasignada del grupo de los trastornos reumáticos al grupo de los trastornos psiquiátricos de tipo somatomorfo.

«¿La FM no deriva de un trastorno psicológico?».
Incorrecto. El origen psicológico de la FM es algo hoy muy claro, por las razones expuestas, y reconocer su carácter de enfermedad psicofísica es necesario para el éxito terapéutico.

6.10   Propuesta 2ª: los 6 tipos de FM según el motivo subyacente

La clasificación de la FM en 6 tipos es de gran importancia práctica porque nos permitirá hacer un diagnóstico tipológico más personalizado y, así, un tratamiento más específico y eficaz. Su utilidad práctica para orientar el proceso terapéutico de estos pacientes es tan evidente que tipificar al fibromiálgico se hace imprescindible.

¿Cuáles son los precedentes en los que me he basado para esta nueva clasificación?

En un magnífico artículo de revisión (*Depresión, ansiedad y fibromialgia*), escrito por los doctores E. Revuelta (reumatólogo), E. Segura (psiquiatra) y J. Paulino, todos ellos médicos del Hospital General de Ciudad Real (España), y publicado en la Revista de la Sociedad Española del Dolor (2010), nos recordaban una propuesta internacional de clasificación de la FM en 4 tipos.

La pena es que 7 años después, esta clasificación tipológica de la FM ni es conocida por la mayoría de los enfermos ni ha sido utilizada por los médicos de forma sistemática. Es otro de los fracasos de la FM. Así, hasta 2017, casi todos los enfermos se han tratado de la misma manera, sin tener en cuenta ni su perfil psicopatológico ni la coexistencia o no de otras patologías o circunstancias que pueden haber sido desencadenantes de su distrés emocional.

Dada la enorme trascendencia práctica de esta clasificación, bien merece que termine este capítulo con su divulgación pública. Para ello, he adaptado el original del artículo introduciendo algunas modificaciones según mi criterio y experiencia médica. Ahora solo haré una descripción básica, que será ampliada desde el punto de vista práctico y terapéutico en el capítulo 7º (apartado 7.3).

¿Cuáles son los 4 tipos de FM descritos por diferentes investigadores clínicos?

FM idiopática o de causa desconocida (tipo I).

> «Nos referimos a los pacientes con sensibilidad extrema al dolor, pero en los que no se encuentran trastornos psiquiátricos al hacer su historia clínica», nos dicen los autores del artículo. En mi experiencia, estos enfermos son muy escasos ya que al hacer el historial clínico casi siempre se pueden encontrar patologías físicas y/o mentales. De hecho, esto es una buena noticia para la FM, porque en terapéutica no hay peor tratamiento posible que el que se prescribe a ciegas en una enfermedad de causa desconocida.

FM relacionada con enfermedades físicas crónicas previas (tipo II), a la que llamo somatopsíquica.

> Son aquellos enfermos que padecían un dolor crónico u otra patología anatómica de larga duración y que habría desencadenado la FM. Me refiero a enfermedades orgánicas diversas: autoinmunes (p. ej., lupus LES y artritis reumatoidea), infecciosas (p. ej., enfermedad de Lyme), degenerativas (p. ej., esclerosis múltiple), neoplasias, etc. En mi experiencia, estos casos de FM somatopsíquica son los más frecuentes, sobre todo entre las enfermas con poliartrosis.

FM relacionada con trastornos psíquicos o mentales previos (tipo III), a la que llamo psicógena.

> La relación es indudable, como se ha descrito en el capítulo 5º. En mi experiencia, estos pacientes son muy frecuentes, sobre todo entre mujeres con depresión crónica y sólo tratada con medicamentos. En este grupo también incluiría, entre otros, a los enfermos que, sin intención de manipular, buscan más atención, comprensión y consuelo.
>
> Debo reiterar cuanto haga falta que estos pacientes no son hipocondríacos (que exageran los síntomas) ni locos paranoicos (que se los imaginan) ni fingidores (que se lo inventan). Por el contario, son enfermos reales, que padecen un trastorno psiquiátrico y que requieren tratamiento médico integral.

FM simulada o fingida (tipo IV).

> Son los que estudian los síntomas de la FM (con información al alcance de cualquiera) y se atribuyen padecerla, pero sin aportar ningún documento médico con el diagnóstico oficial, ya que no existe. ¿Cuál es su fin? Obtener un beneficio personal.
>
> Durante mi investigación en Internet, he descubierto que algunos de ellos se infiltran en grupos de FM en busca de un beneficio económico con la venta, p. ej., de un producto inútil o un método no demostrado. Para ello, se hacen pasar por alguien que afirma que «se ha curado» con el presunto remedio milagro que comercializa. Asimismo, he de recomendar a los enfermos verdaderos que, cuando identifiquen a estos simuladores en sus Grupos de apoyo o Asociaciones, los denuncien y excluyan de inmediato, porque han causado un gran daño a la imagen pública y médica de la FM.

Una aportación personal es que añado otros 2 tipos de FM que son muy frecuentes y que deberían requerir una confirmación diagnóstica y tipológica de la enfermedad. Esto es muy importante porque los pacientes con estos 2 nuevos tipos son aquellos en los que más fracasan los fármacos eficaces para la FM.

FM autodiagnosticada por el enfermo (tipo V).

> Son pacientes que, sin intención de obtener un beneficio ilícito, oyen hablar de la FM y llegan a creer que sus síntomas se corresponden con los de otras enfermas de su entorno (diagnóstico boca-oído). En estos casos, nunca hay que comenzar ningún tratamiento antes de su correcto diagnóstico clínico por un médico, que confirme o rechace la supuesta FM. Como siempre digo, «no hay tratamientos antiFM ineficaces, sino buenos tratamientos prescritos al enfermo equivocado».

FM mal diagnosticada por un médico (tipo VI).

> Son los pacientes que han consultado a su médico, y éste les ha diagnosticado de forma muy superficial (sin aplicar los criterios diagnósticos ACR) y solo por exclusión rápida de cualquier otra enfermedad. Incluso, no pocas pacientes me comentan que hay médicos que se las quitan de encima prescribiendo medicamentos que, por supuesto, no les aportan una mejoría clínica. Así, muchas

de estas pacientes se sienten marcadas por la incomprensión de su propio médico. Además, su diagnóstico debería confirmarse con el cuestionario diagnóstico de FM (capítulo 4°).

Conclusión: ruego a todo médico responsable del diagnóstico y tratamiento de un paciente con FM que se tome en serio esta patología y comprenda la necesidad que tienen estos enfermos reales de un tratamiento integral, que aborde tanto su disfunción psíquica (con psicoterapia específica) como su disfunción física neurovegetativa (con psicofármacos y neuromoduladores), entre otras medidas de eficacia demostrada. Al fin y al cabo, nuestra obligación sanitaria y ética es evitar que vuelva a ocurrir lo que me clamaba esta paciente:

«Hola Doctor. Tengo FM y me han mandado tomar imipramina 25 mg y sertralina 50 mg, pero no me sirven para nada, pues sigo con mucho dolor. Por favor, ya que en mi país parece que los médicos no se toman en serio esta enfermedad, ¿sería usted tan amable de recomendarme algún otro medicamento? ¿Qué será de nosotras, las pacientes de FM? Usted es el único médico que de verdad sabe lo que nos cuesta seguir con nuestra vida cotidiana. Es un reto» (Amanda Riascos, mi canal médico de Youtube, noviembre de 2017, Colombia).

7   El tratamiento de la FM (I): decálogo del enfermo

7.1   La información que ha de recibir de su médico

«La información al enfermo sobre el diagnóstico y el tratamiento es de especial importancia en las patologías crónicas. Los pacientes bien informados estarán mejor preparados para afrontar su enfermedad, con lo que esta tendrá menos repercusión negativa. Así terminarán con un largo periodo de desinformación e incertidumbre» (Ministerio de Sanidad de España, Consenso sobre FM, Madrid, 2011).

¿Está demostrada la eficacia antiFM de la información al paciente sobre su enfermedad? Sí. En un estudio clínico realizado por el Dr. Bosch, en un centro de salud de Barcelona, comprobó que el grupo de pacientes que habían recibido 4 sesiones educativas sobre la FM mejoraron su calidad de vida significativamente más que el grupo de enfermos que no recibió dicha instrucción programada.

La información al paciente es tan eficaz que, para todo médico que diagnostique una FM, deberá ser el primer paso del tratamiento integral del enfermo. Es tan importante que facilitar una información básica sobre la FM tiene el máximo grado de recomendación oficial. Por consiguiente, no hay excusas para que el enfermo salga de la consulta sin haberla recibido.

¿Y si su médico no le informa como es debido? El derecho del paciente a ser informado sobre su FM se convierte en un deber del facultativo que se la ha diagnosticado. En consecuencia, si el enfermo no es informado espontáneamente, debe preguntar y, si no obtiene respuesta sin motivo justificado, puede presentar una queja a la dirección del centro de atención primaria o al servicio de atención al usuario del hospital.

¿Qué tipo de información ha de transmitir el médico a su paciente con FM? En primer lugar, le hará un breve y claro resumen de las características de esta patología y de su plan de tratamiento global, con la finalidad de que siga al pie de la letra la pauta terapéutica que le prescribe. En segundo lugar, hay que desdramatizar su evolución al enfermo, ya que será favorable siempre que el paciente la afronte con positividad y el médico se gane su confianza y colaboración en todo lo que se le indique.

¿Debe participar el entorno del paciente en este proceso de

información sobre la FM? Sí. La incomprensión familiar que sufren estos enfermos es tan habitual que resulta muy aconsejable incluir al pariente más directo (p. ej., la pareja) en este proceso informativo y educativo para que conozca la enfermedad. Lo ideal es que acompañe al enfermo en alguna de las primeras visitas al médico, para ser informado sobre el impacto global de la FM en su ser querido. Así, la red afectiva y social del paciente tomará conciencia de que su apoyo emocional es trascendental para conseguir una óptima evolución.

¿Debe el enfermo seguir otras recomendaciones de tratamiento distintas a las de su médico? No. Una vez ha sido instruido sobre lo que es la FM y lo que debe hacer para conseguir el éxito terapéutico, debe tener claro que la única información sobre su tratamiento a la que debe prestar atención es a la que proceda de su médico o equipo terapéutico. Dado el enorme negocio especulativo que hay en torno a la FM, con falsos remedios y terapeutas, es muy importante que el enfermo sepa en quién debe confiar y de quien ha de desconfiar.

7.2   En quien puede confiar cuando le hablen del tratamiento de la FM

«Hay varios factores que complican la tarea de informar al paciente con FM, debido a su compleja sintomatología y a que desea respuestas a muchas preguntas. Si bien los medios de comunicación han provocado un aumento del interés hacia la FM, con frecuencia también han contribuido a crear confusión con afirmaciones pseudocientíficas o carentes de rigor» (Ministerio de Sanidad de España, Consenso sobre FM, 2011).

La ética de la información científica es un tema del que poseo amplia experiencia, por lo estoy legitimado para aconsejar sobre este tema. En la década de 1990, con motivo de la Ley del Medicamento (España), publiqué diversos artículos de revisión y de opinión sobre la credibilidad de la información terapéutica dirigida a los profesionales sanitarios y al público general. Tres de ellos fueron *Publicidad farmacéutica. ¿Quo vadis?*, *Las malas prácticas promocionales en la industria farmacéutica* y *La ética en la información del medicamento al paciente.*

¿En quién confiar cuando le hablan del tratamiento para la FM? La regla de oro es que la información más fiable será la que proceda de profesionales de la Sanidad y que no estén vinculados a ninguna entidad comercial. Por el contrario, la información menos creíble será la de quien tenga intereses económicos en alguna terapia concreta. Así pues, la procedencia de la información terapéutica sobre la FM determinará si puede confiar o ha de desconfiar.

Las posibilidades con las que se puede encontrar el enfermo, y que este libro le ayudará a diferenciar, son 3. Unas veces, la información procederá de una fuente digna de credibilidad. Otras, le llegará de fuentes dudosas, que deberá verificar. En cuanto a la información que siempre debe rechazar, la expondré en el capítulo 11º (¿Terapias alternativas?).

¿En quiénes puede depositar su plena confianza? En el video *Noticias de Salud: ¿en quién confiar?*, publicado el 7 de abril de 2017, describía 10 fuentes de información terapéutica de la máxima fiabilidad, por lo que son una garantía. La mayoría se circunscriben al ámbito de las instituciones médicas de la sanidad pública. ¿Por qué? Porque su interés no es beneficiarse del enfermo, sino ofrecerle una asistencia sanitaria de la mejor calidad, dentro del presupuesto asignado a la salud por el gobierno de cada país.

Son:

- Instituciones médicas internacionales (p. ej., Organización Mundial de la Salud, OMS).
- Ministerio de sanidad de cada país.
- Sociedades médicas internacionales (p. ej., Sociedad Internacional de Reumatología).
- Sociedades médicas nacionales (p. ej., Sociedad Española de Medicina Familiar y Comunitaria, SEMFYC).
- Documentos de Consenso. Son el acuerdo oficial y multidisciplinar (de sociedades e instituciones sanitarias) con sus recomendaciones para el diagnóstico y tratamiento de una determinada patología, de manera que se proceda de forma unificada en todas partes y por todos los profesionales.
- Guías de Práctica Clínica. Son documentos oficiales que se aplican en los centros médicos a modo de protocolo de actuación que deben seguir los médicos en cada caso.
- Red de Hospitales y centros de la sanidad pública (p. ej., INSALUD, en España).
- Médicos públicos, tanto de hospitales (tutelados por los Comités de Ética) como ambulatorios: los médicos de familia (de cabecera o médico general), que es el que mejor conoce al enfermo.
- Organizaciones de Consumidores y Usuarios (p. ej., OCU, en España).
- Asociaciones de FM y Grupos de información y apoyo sobre FM, cuando tengan una mínima asesoría médica.

7.3   2 clasificaciones tradicionales de tipos de FM

Con la FM se cumple la regla de que cada paciente es único, por lo que su diagnóstico y tratamiento deben hacerse siempre individualizados. Como dice un aforismo médico: No hay enfermedades, sino enfermos. Dicho de otra manera, no hay 2 pacientes iguales, de modo que lo que vaya bien para uno puede ser ineficaz en el otro.

De los 6 tipos de fibromiálgicos descritos en el capítulo anterior, hay 3 que requieren una verificación diagnóstica que certifique su presunta FM. No olvide que los errores diagnósticos explican muchos casos de enfermos que, creyendo sufrir FM, no responden a ningún tratamiento específico de esta enfermedad.

¿Qué hacer con los mal diagnosticados de FM por un médico (tipo VI) y los autodiagnosticados de FM (tipo V)? Teniendo en cuenta los casos de incorrecta aplicación de los criterios diagnósticos ACR, estos enfermos dudosos deberían ser confirmados mediante un diagnóstico clínico de más garantías.

¿Qué hacer con los simuladores (FM tipo IV)? Una vez que el médico llega a la conclusión de hallarse ante uno, debería consignarlo en la historia clínica. Comoquiera que no es un paciente real, sino que busca obtener un beneficio con ese diagnóstico, el facultativo debería reflejar que se encuentra ante un caso médico-legal.

Una vez confirmada, el médico debería precisar el tipo de FM que padece el enfermo. Así, podrá ofrecer un tratamiento más acertado.

Para ello, hay 2 clasificaciones de pacientes, que son de gran utilidad práctica.

Clasificación causal de la FM (según el factor desencadenante)

No me gusta denominarla causal porque de hecho se refiere a la concausa 2 (no confundir con la causa primaria universal, como explico en el capítulo 6°), por lo que prefiero hablar de clasificación patogénica de la FM. Es obvio que si averiguamos el principal factor desencadenante estaremos en condiciones de ofrecer un tratamiento más resolutivo. Al respecto, se han identificado 3 tipos de FM, y, hoy en día, cada enfermo debería ser asignado a uno u otro de ellos.

- FM idiopática o de concausa desconocida (tipo I). Es la menos frecuente.
- FM relacionada con enfermedades físicas crónicas (tipo II).
- FM relacionada con trastornos psíquicos o mentales (tipo III).

Clasificación clínica de la FM (según el síntoma predominante)

Se entiende que, como no todos los pacientes tienen la misma combinación de los síntomas explicados en el capítulo 4º (Diagnóstico moderno), seremos más eficaces en su tratamiento si a cada tipo clínico de FM le ofrecemos una estrategia terapéutica más específica. Es la clasificación del Dr. Giesecke.

- FM hiperalgésica. Predomina el dolor.
- FM somatizadora. Hay síntomas muy diversos y es el tipo de peor pronóstico, ya que existe un grado severo de hiperalgesia, ansiedad, depresión, catastrofismo y desesperanza.
- FM depresiva. Predominan los síntomas propios de una depresión (capítulo 5º).

7.4   Conozca mi nueva propuesta de 3 tipos prácticos de FM

Basándonos en las 2 clasificaciones anteriores y combinándolas de forma coherente, esta sería mi versión 2018 de los 3 tipos de FM verdadera. El común denominador de todos ellos es que la causa primaria es la misma en todos los tipos (el distrés). Lo que propongo, entonces, como estrategia terapéutica específica para cada uno se resumirá en las conclusiones al final del libro (epílogo).

FM hiperalgésica de concausa incierta - Tipo I
- Su factor desencadenante es incierto porque no identificamos otras enfermedades físicas ni mentales previas que puedan haber estado implicadas.
- En su patogenia hay un predominio de la sintomatología propia de la sensibilización central.
- Se correspondería con la FM hiperalgésica del Dr. Giesecke.
- El síntoma principal sería el dolor neuropático generalizado.

FM somatopsíquica (relacionada con enfermedades físicas crónicas previas)- Tipo II
- Su factor desencadenante es una enfermedad física de larga duración (años de estrés físico).
- Hay un largo historial clínico de patología orgánica dolorosa (muy frecuente la artrosis múltiple), que merma tanto la calidad de vida que acaba impactando psicológicamente y aboca al distrés fibromiálgico.
- Se acompañaría de 2 grupos de síntomas: dolor severo (en parte debido a la enfermedad predisponente) y los propios de un trastorno depresivo y ansioso reactivos (p. ej., tristeza, sentimientos de culpa, cansancio, incapacidad de disfrute en las cosas, insomnio y dificultad de concentración).

A continuación se expone un caso clínico de posible FM tipo II: «Además de la FM, arrastro muchas patologías, empezando por un cáncer ya superado, pero los tratamientos me produjeron osteoporosis y complicaciones renales, de tiroides y de pulmón, aparte del aparato locomotor (4 hernias de disco, rotura constante de ligamentos y huesos, brazo izquierdo inutilizado por rotura de húmero, rotura de menisco, pies deformados y cirugía de túnel carpiano)…» (M.R., resumido de su texto en el Grupo FG, agosto de 2017).

FM psicógena (relacionada con trastornos psicosociales previos) - Tipo III
- El factor desencadenante es un estrés crónico psicosocial (p. ej., infancia traumática por abusos, maltrato familiar, acoso o estrés laboral, presión social, familia disfuncional, disgusto con la propia existencia, depresiones, tentativas de suicidio, crisis de ansiedad o de pánico, etc.).
- Eso no significa que sea inventada o irreal, sino que es una patología verdadera y muy real. Ni exagerada, ni imaginaria ni fingida.
- Se correspondería con una combinación de la FM depresiva y la FM somatizadora del Dr. Giesecke.
- Combinaría de 3 tipos de síntomas: depresivos (p. ej., tristeza, culpa, devaluación, disfunción cognitiva, cansancio); ansiosos (insomnio, nerviosismo, dificultad de concentración); y somatizaciones múltiples.

A continuación se expone un caso clínico de posible FM tipo III: «Ojalá pudiese explicar a mi médico lo que siento. No es el dolor lo que más me limita. Es el cansancio, la falta de información, la incomprensión. Me culpo a mí misma. Tengo FM diagnosticada desde 2000 y anímicamente cada vez estoy peor. Muchas veces he pensado en el suicidio» (C. B., mi canal médico de Youtube, abril de 2017, Andalucía).

7.5 Una clave del éxito terapéutico es la Medicina de la totalidad

«El modelo médico vigente es reduccionista. Demanda que cada síntoma sea explicado por una lesión específica. La existencia de especialidades médicas fragmenta de manera artificial al paciente y su sufrimiento. Este modelo médico difícilmente puede entender enfermedades complejas como la FM» (Dr. Manuel Martínez-Lavín, reumatólogo, INC, 2016, Mexico).

Esta reflexión es imprescindible para este libro, en cuanto que coincidimos en nuestro abordaje integral del enfermo según los cánones de la Medicina humanística. Si los especialistas médicos no están bien coordinados por el médico general, será imposible tratar con eficacia una enfermedad tan compleja como la FM. ¿Por qué? Porque cada especialista tiende a descomponer al enfermo en los grupos de síntomas y trastornos propios de su especialidad, sin atender a la dimensión global del paciente como un ser biológico, psicológico y social.

Por contrapartida, propongo una Medicina de la totalidad (Medicina biopsicosocial) que aborde todas las naturalezas que constituyen la esencia de una persona: la física, la mental y la relacional o social. Solo así resolveremos el problema de la FM. Asimismo, debo aclarar que no hay que confundirla con lo que algunos llaman medicina holística, porque este término de la medicina clásica ha sido degradado por el mal uso que los charlatanes han hecho de él, quienes lo han convertido en un concepto pseudocientífico al vender lo inútil con palabras científicas (capítulo 11°).

¿Qué implica para el médico de familia? Pues, como es el caso de M.R., que debe recomponer las partes en que ha sido fragmentada por los especialistas, así como interrelacionar todos los síntomas que cada uno ha evaluado por separado e integrarlos en la totalidad de la persona. Ahora bien, dada la escasa formación recibida sobre la FM, el médico de cabecera deberá mejorar sus conocimientos de la misma, lo que traerá 2 beneficios al paciente y al sistema sanitario.

En primer lugar, si mejoramos la formación fibromiálgica del médico de familia sobre la FM evitaremos que incurra en una de las principales causas del fracaso terapéutico: la exclusiva prescripción de medicamentos. Por ejemplo, este caso de una paciente que, pese a tomar 6 fármacos, seguía con dolor: «Yo tengo FM y cada vez me siento peor. Tomo Targin (naloxona con oxicodona), Lyrica 150 (pregabalina), Sedotime (ketazolam), paracetamol, Trankimazin (alprazolam) y Deprax 100 (Trazodone). Me duele desde el cuello a toda la espalda, los codos, las manos, las caderas, rodillas, tobillos, etc. No tengo fuerza ni para fregar los platos. ¿Qué me dice, doctor Castillo?» (María José, mi foro del Facebook, febrero 2017).

¿Le sobran medicamentos? Sí. ¿Le faltan otras terapias? Sí. ¿Cuál hubiera sido un tratamiento correcto? Hay un par de problemas a resolver en esta enferma. Uno es el excesivo número de medicamentos (4 psicofármacos y 2 analgésicos), que tal vez podrían reducirse a solo 4. El otro es que María José necesitaba algo más que farmacoterapia, puesto que me consta que nunca recibió de su médico ni una información básica sobre su patología ni tampoco se le planteó ser tratada con lo que denomino la tríada terapéutica de la FM.

En segundo lugar, el médico de cabecera deberá acabar con la frecuente descoordinación asistencial. Y lo tiene más fácil desde que las historias clínicas están informatizadas, de manera que cada facultativo que interviene con un paciente de FM ya puede acceder al historial completo.

7.6 Cómo su médico de familia deberá coordinar su asistencia

«Veo que cada médico va por su lado. No existe una coordinación entre ellos, pues el nefrólogo lleva un informe y el traumatólogo otro, etc. Yo necesito unificar todo, ya que cada uno prescribe medicinas sin preguntar lo que estoy tomando ni las enfermedades que tengo. Creo que no es mi misión ir mirando prospectos de medicamentos para saber si puedo tomar una cosa con otra. Quiero algún médico en quien confiar. ¿Usted me podría ayudar? ¿Qué hago? Gracias» (M.R., agosto de 2017).

No le sobra razón, y el problema que plantea es de gran importancia, porque la FM ya representa del 10 al 15% de las consultas en atención primaria de salud (APS), el ámbito del médico de familia. Por otra parte, como es una patología plurisintomática, la FM debe ser comprendida desde la perspectiva de una visión integral del enfermo, lo cual es también su competencia. Por lo tanto, es indiscutible que éste ha de ser el nuevo protagonista sanitario en la coordinación del enfermo. Y esto es lo que necesita mi consultante: un médico de familia «en quien confiar».

El médico general debe tener claros los criterios de derivación al especialista. Lo hará en 3 casos: si no está seguro de que el diagnóstico correcto sea FM, si el paciente no ha respondido al tratamiento prescrito y si sospecha que el enfermo requiere un tratamiento más especializado.

Basándome en las *Pautas de actuación en la consulta del médico de familia* (Manual de Atención Primaria, Dr. A. Martín Zurro y Dr. J.F. Cano Pérez) y en el Documento de Consenso sobre FM (Ministerio de Sanidad, España), estos serían los motivos de derivación del paciente con FM al médico especialista.

- ¿Cuándo al reumatólogo? Para confirmar si es una enfermedad distinta de la FM y propia de la reumatología (p. ej., polimialgia reumática) o si ambas coexisten y cada una requiere su propio tratamiento. También si hay otra patología musculoesquelética que complique el tratamiento del dolor (p. ej., artrosis múltiple).
- ¿Cuándo a la unidad del dolor? Cuando la intensidad y complejidad de este así lo requiera.
- ¿Cuándo al fisioterapeuta? Cuando el paciente deba seguir un

programa específico de ejercicio físico terapéutico (capítulo 10º).

- ¿Cuándo a otros especialistas (p. ej., digestivo, ginecología y neurología)? Cuando coexistan otras enfermedades propias de cada una de esas especialidades médicas (p. ej., intestino irritable, dismenorrea severa o neuropatías periféricas).
- ¿Cuándo al psiquiatra? Para diagnosticar si es un trastorno psicótico (p. ej., esquizofrenia) o una depresión grave somatizada. También si el enfermo no responde a los psicofármacos recomendados o si necesita otros de obligado seguimiento psiquiátrico (p. ej., i-MAOs y litio). Por último, si el paciente es incapaz de asumir las actividades de su vida cotidiana y en el caso de necesitar peritajes medicolegales.
- ¿Cuándo al psicólogo clínico? Si se requiere psicoterapia cognitiva-conductual, que sólo un profesional con dicha formación está en condiciones de ofrecer. Y, dada la enorme utilidad de las diversas psicoterapias para la FM, sería deseable ver incrementada su presencia en nuestra red sanitaria pública.

7.7 Cómo aprovechar al máximo los 15 minutos de una consulta

«Yo opino que tener una comunicación adecuada con los enfermos de FM es muy importante para los médicos, porque la mayoría de ellos desconocen cómo tratarnos como personas, ni tampoco nosotras sabemos lo que tenemos que responder si cualquier médico nos dice que "no tenemos más que cuento" y que "todo está en nuestra mente", esto es, que somos enfermas imaginarias» (Mayte Bachiller Galera, mi foro de Facebook, agosto de 2017, Barcelona).

La relación médico-enfermo ha sufrido un grave deterioro, cuyas causas y consecuencias se analizan en el libro. En mi afán por promover una interacción más eficaz entre ambos, le recuerdo 3 elementos imprescindibles. El primero es la empatía, de modo que cada uno entienda la situación y expectativas del otro. El segundo es el conocimiento, de modo que ambos sepan los principales mensajes que deben transmitir. El tercero es el escaso tiempo disponible en los consultorios médicos, por lo que debe ser bien utilizado para que no quede nada en el tintero.

Todo enfermo debería salir satisfecho de su visita al médico y, como mínimo, sin quejarse de una mala atención por este. Para ello, voy a enseñarle cómo aprovechar al máximo los 15 minutos de una primera consulta para nuevo diagnóstico, es decir, con el objetivo de que el paciente sepa lo básico de su enfermedad, así como que el médico le paute el mejor tratamiento posible. El siguiente podría ser un esquema a seguir:

Minutos 1 y 2 (motivo de consulta).

Explíquele la razón principal de su visita, centrándose en el síntoma que más le preocupa. Si tiene más de 5 síntomas, cite solo 3 y por orden de importancia. Por ejemplo: Doctor, tengo 52 años y, desde hace unos 6 meses, me duele todo el cuerpo. El dolor ha ido a más hasta el punto de que me impide dormir. Como me levanto muy cansada, no puedo llevar una vida normal. Estoy bastante deprimida. Una amiga me ha dicho que podría padecer una FM. ¿Usted qué opina?

Minutos 3 y 4 (antecedentes patológicos).

Responda a las preguntas del médico sobre su historial de enfermedades. Cite lo más relevante (una enfermedad crónica lo es, pero no la fractura de un dedo). Por ejemplo: Tuve pulmonía con 10 años. Estoy en tratamiento por lupus sistémico (LES) desde los 20 y, de momento, el internista del hospital me dice que lo tengo bien controlado con la medicación inmunodepresora y cloroquina. Además, hace 3 años que padezco artrosis lumbar, en una cadera y las rodillas y he ganado bastante peso.

Minutos 5 y 6 (enfermedad actual).

Conteste las preguntas del médico sobre su dolor generalizado. ¿Dónde le duele? ¿Cómo es? ¿Qué lo alivia? ¿Qué lo empeora? ¿Cuánto dura? ¿Ha mejorado con algún analgésico? Por ejemplo: Me duelen mucho la espalda y las piernas. También la cabeza. Lo alivio un poquito con paracetamol (acetaminofeno), pero tengo miedo de tomar más medicamentos a causa del LES. Para dormir, he probado con valeriana, pero no me hace efecto. Si estoy tranquila, me encuentro algo mejor, pero sufro mucha ansiedad y nerviosismo y no me concentro en lo que hago. Noto palpitaciones y me tiemblan en las manos.

Minutos 7 y 8 (exploración física).

El médico explora las zonas dolorosas para verificar si hay inflamación en las articulaciones. También valora si hay hiperalgesia, con dolor a la presión moderada en algunas zonas. Le ausculta el tórax, le palpa el abdomen y le explora algunos reflejos, como el rotuliano.

Minutos 9 y 10 (explicación del médico).

Le informa sobre lo que ha encontrado al hacerle la exploración física: Pese al lupus, las articulaciones no las tiene inflamadas (no hay artritis). Tiene algunas zonas cuya presión produce dolor y eso podría ser debido a una FM, lo que confirmaremos con el tratamiento que le voy a prescribir. La artrosis no está aún muy avanzada, pero debe bajar de peso para no sobrecargar tanto sus caderas y rodillas. Consulte a un dietista. El corazón y los pulmones están bien. Abdomen distendido, pero nada relevante a la palpación. Los reflejos los tiene normales. Sospecho de una posible FM tipo II.

Minuto 11 a 14 (pauta de tratamiento a seguir).

El médico se lo explica: Para el dolor, le receto paracetamol. Ya veremos si precisa de tramadol (un analgésico mixto). Para su cuadro depresivo-ansioso, tome duloxetina, que también tiene efecto analgésico en la FM. Para el insomnio, lormetazepam. Con todo eso, debería mejorar. Debe hacerlo a las dosis que le escribo y todos los días durante 1-2 meses. Es el tiempo mínimo de tratamiento para valorar si es eficaz. En caso negativo, estudiaré si precisa otro tratamiento complementario o si enviarla al especialista. Debe mantenerse activa y tranquila evitando lo que la estrese. Su autodisciplina es muy importante. ¿Alguna pregunta?

Minuto 15 (dudas del paciente).

Pregunte lo que no haya entendido. Antes de salir, debe estar convencida de que hará todo lo que se le ha dicho, incluido no interrumpir el tratamiento por su cuenta, en el caso de que se encuentre mejor o si cualquier persona le aconseja otro producto.

7.8   La regla de las 5 terapias imprescindibles para la FM

Si utilizáramos bien los recursos terapéuticos ya disponibles, por lo menos el 80% de los pacientes deberían encontrarse de mejor a mucho mejor. No hay que seguir lamentándose mientras se espera una imposible píldora de la felicidad para la FM. Basta con aprovechar mejor 5 pilares terapéuticos que ya tenemos a nuestro alcance, pero que no se utilizan bien, porque el médico desconoce su utilidad real, tanto usados de forma aislada como cuando se combinan en un proceso terapéutico integral.

¿Qué conseguimos mejorar con cada uno de estos 5 imprescindibles, como les denomino, para el tratamiento de la FM y cuál es el mecanismo por el que aliviarán o, incluso, curarán la enfermedad? (Figura 23).

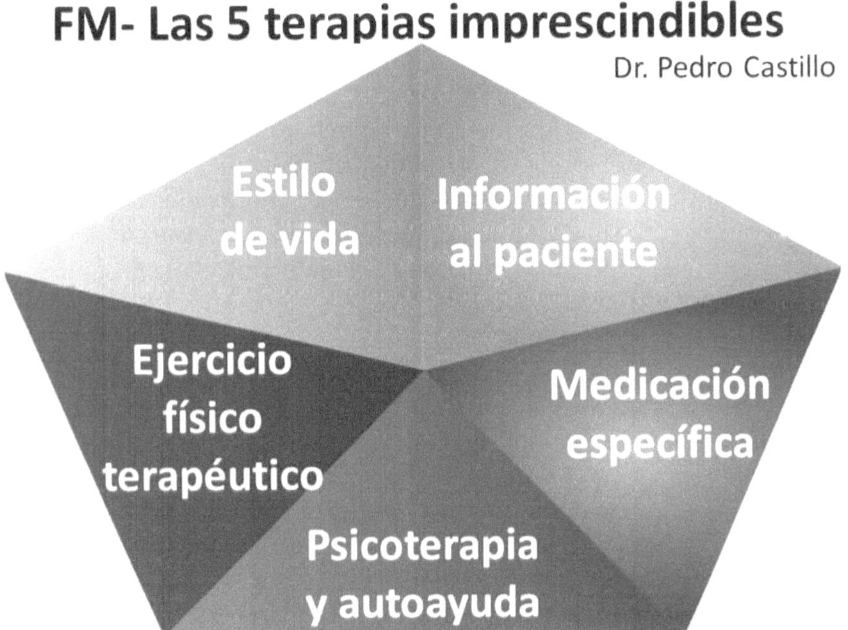

La información al paciente.

Es lo primero a hacer por el médico. Así el enfermo conocerá la causa, su tipo de FM y el tratamiento completo a seguir. También se sentirá motivado para cumplir las recomendaciones terapéuticas.

Este efecto beneficioso es inmediato y se percibe como una sensación gratificante de confianza y tranquilidad al salir de la consulta.

Los fármacos específicos.

Es lo segundo. Sirven al inicio, para obtener una rápida y progresiva mejoría de los síntomas que, a su vez, preparará al paciente para estar en mejores condiciones de beneficiarse de las otras 2 terapias fundamentales. Este efecto puede tardar de 1 a 2 semanas en alcanzar un nivel significativo, ya que se deben normalizar todos los mecanismos neurológicos alterados en la FM.

La psicoterapia de tipo cognitivo-conductual.

Es lo que viene a continuación. Con ella, aprenderá a gestionar la convivencia con el dolor crónico. El resultado será una mejora de su autoestima, que ahuyentará la depresión y la ansiedad, con lo que ya precisará menos antidepresivos y ansiolíticos. El efecto de la terapia mental se manifestará de manera progresiva en 1-3 meses.

El ejercicio terapéutico.

Debe comenzar al mismo tiempo que la psicoterapia. Es clave para incrementar la actividad, así como para reducir el cansancio crónico y dormir mucho mejor. En suma, el paciente podrá ir reanudando su vida cotidiana y acabará precisando menos analgésicos y otros fármacos. Su efecto beneficioso se obtendrá de forma progresiva en 1-3 meses.

El estilo de vida saludable y una actitud más positiva.

Potenciarán el efecto de todo lo anterior, por lo que cada vez tendrá una mayor sensación de bienestar.

Y no olvidemos que cada paciente deberá recibir un tratamiento personalizado, como remarca el Ministerio de Sanidad (España, 2011): «Sería imprescindible individualizarlo en cada caso, de modo que se indique el fármaco o la combinación más adecuada, el ejercicio supervisado y, si procede, la terapia cognitivo conductual, como métodos de tratamiento con evidencia científica y fuerte grado de recomendación».

Un ejemplo de tratamiento integral de la FM: el caso de Pepi Calaf

Durante los meses posteriores a la publicación de mi primer video sobre FM (2016), Pepi me tuvo al corriente de su evolución clínica que, 1 año después, era bastante positiva, pese a un notable trasfondo depresivo crónico. A continuación resumo sus comentarios para cada uno de estos 5 aspectos clave en el tratamiento de la FM.

La información al paciente.
Una muestra de su utilidad motivadora para el enfermo es el reconocimiento que me hacía Pepi: «Doctor Pedro, estoy siguiendo todos sus consejos».

Los fármacos específicos.
Sobre su necesidad me comentaba: «Tengo que tomar medicamentos para la ansiedad y la depresión. No hay otro remedio porque, si no lo hago, me hundo. Para mi ansiedad, prefiero tomar diazepam, pues así me encuentro mejor y evito caerme».

El apoyo psicológico.
Sobre su beneficio, decía: «He aprendido que debo alejar el estrés y el nerviosismo. También evitar a las personas cuya compañía nos perjudica y rodearnos solo de las que nos comprenden y nos brindan su ayuda».

La actividad y ejercicio.
Aprovechando que Pepi reside en una ciudad de la costa mediterránea, me explicaba sus reconfortantes baños de mar: «A mí me va bien y me tranquiliza ir a la playa por la mañana temprano».

La actitud positiva.
El progreso de Pepi es obvio cuando leemos su reflexión: «Procuro tomarme mejor todas las cosas y llevar la enfermedad lo mejor posible».

Sin duda, Pepi se esfuerza en seguir los tratamientos que ha comprobado que le resultan beneficiosos. Una lección importante de su caso es que es consciente de que gracias a ellos está mucho mejor y que sin ellos su cuadro clínico empeoraría de forma significativa.
Algo parecido ocurre con nuestra próxima enferma.

7.9   Cómo es un estilo de vida beneficioso: los 8 consejos de la SER

«Yo estuve peregrinando de médico en médico. Siempre he practicado deporte y no poder realizar mi vida habitual me deprimió mucho, hasta que un médico de familia me diagnosticó FM. Me receté pregabalina y Celebrex (celecoxib). Además, me aconsejó dieta sana, reanudar mis actividades, pero en menor grado, y algo muy importante: bajar el estrés, estar tranquila y descansar. Sé que viviré con ello toda mi vida, pero me siento lo suficientemente bien como para tener una vida plena» (Sofia L. Antúnez, mi canal médico de Youtube, junio de 2017).

El testimonio de Sofía es ejemplar por el buen consejo de su médico y la correcta actitud de la paciente. Cuando ambas situaciones coinciden, le garantizo que el éxito terapéutico en la FM es casi seguro. Por eso, le respondí: «Su médico conoce el beneficio de combinar un neuromodulador (pregabalina) con el antiinflamatorio (AINE para la artritis reumatoidea) de nueva generación Celebrex (celecoxib), así como el complemento de una serie de factores de estilo de vida (alimentación saludable, reducción de la ansiedad, reanudación de su vida cotidiana y actitud de superación). Mi enhorabuena».

Los 8 consejos de la Sociedad Española de Reumatología (SER).

Basándome en las excelentes recomendaciones de la prestigiosa SER, comentaré sus 8 consejos sobre hábitos de vida saludable que todo enfermo de FM debería seguir:

Aceptar que el dolor va a formar parte de nuestra vida.
Las personas con FM y dolor crónico quieren encontrar un tratamiento curativo que elimine los síntomas con rapidez y para siempre. Pero, en 2018, estoy convencido de que eso es imposible, por la propia naturaleza psicobiogénica de la enfermedad. Suelo comparar la FM con el modelo de la depresión, de la que todos

sabemos que se puede salir, pero no con un remedio fulminante, de efecto inmediato. Reconocer esto y aceptarlo es el primer paso para iniciar la recuperación.

Evitar que el dolor se convierta en el centro de nuestra vida.
No hay que obsesionarse con el dolor crónico ni tenerlo omnipresente en todos los pensamientos y conversaciones.

Evitar las emociones negativas de la FM.
P. ej., enfado, tristeza, sentimientos de culpa e inutilidad. La mejor manera es focalizar la atención en lo positivo que sucede cada día. Es trascendental lo que siempre aseguro al enfermo: «Si evita una actitud pesimista y catastrofista, mejorará».

Reducir su exposición el estrés.
Hay que reconocer lo que abruma y desestabiliza, para buscar la manera de evitarlo. También es útil dedicar tiempo a la relajación, con la técnica que cada uno considere que le va mejor (capítulo 9º).

Evitar el sobreesfuerzo y la fatiga.
Hay que analizar bien las obligaciones diarias, para identificar las que suponen un exceso de sobrecarga emocional y de trabajo físico. En tal caso, delegaremos tareas e intercalaremos periodos de descanso entre los de actividad.

Practicar ejercicio físico suave o moderado.
P. ej., caminar y pasear en bicicleta. Es muy importante para la FM, ya que favorece el sueño, mejora el cansancio, disminuye el dolor y reduce la ansiedad y la depresión (capítulo 10º).

Evitar hábitos nocivos.
P. ej., tabaco, exceso de cafeína y de alcohol. Estos últimos pueden interferir con la medicación neuromoduladora, los psicofármacos y las psicoterapias.

Evitar automedicarse.
Solo deben tomarse los medicamentos prescritos por su médico.

Estos consejos y otros más se resumen en lo que denomino la regla F.I.B.R.O., que significa: ejercicio físico (F), información sobre la enfermedad (I), buena actitud (B), relajación antiestrés (R) y tener objetivos en la vida (O). Y todo ello bajo la supervisión del médico responsable y coordinador de su programa de tratamiento.

7.10   En qué nos basamos los médicos para recomendar un tratamiento

Antes de prescribir una pauta terapéutica para la FM, el médico deberá saber 2 datos claves. En primer lugar, deberá conocer cuánta evidencia científica hay sobre la utilidad de ese tratamiento. En segundo lugar, lo que se denomina el grado de recomendación médica oficial de ese tratamiento. Dada su importancia para ambos, el médico y el enfermo, bombardeados con noticias sobre supuestos tratamientos para la FM, es útil que conozcan dichos conceptos, al menos en lo básico.

¿Qué es el nivel de evidencia científica (sobre la eficacia de un tratamiento)? (Figura 24)

FM- Los "niveles de evidencia"
Adaptado por Dr Pedro Castillo y basado en Consenso de Mº Sanidad / SIGN

Nivel	Tipo de estudios necesarios
1++	*Metaanálisis* o *Ensayo clínico* con mínimo sesgo
1+	ídem ... con poco sesgo
1-	ídem ... con posible sesgo
2++	*Estudio de casos y controles* con mínimo sesgo
2+	ídem ... con poco sesgo
2-	ídem ... con posible sesgo
3	*Informes y series de casos clínicos*
4	*Opinión de expertos*

De "1++" (*máxima demostración*) a "4" (*mínima evidencia*). Lo que no esté valorado de 1++ a 4 no está demostrado por la ciencia médica.

Nos indica si su utilidad está mucho, poco o nada demostrada. Para medir dicha evidencia, es imprescindible aplicar el método científico, que se basa en el ensayo clínico controlado (EC), así llamado porque, p. ej., se compara un grupo de pacientes tratados con otro grupo de control sin tratamiento o con un placebo. También es muy importante el metaanálisis (revisión sistemática de los EC disponibles), que permite generalizar los resultados a toda la población. En el esquema, presento una versión simplificada de la información de SIGN y el Ministerio de Sanidad.

El máximo nivel de evidencia es 1++ (muy alto) y nos indica que la utilidad de ese tratamiento está muy bien demostrada (p. ej., la eficacia del ejercicio aeróbico sobre el bienestar y la actividad del enfermo). El mínimo aceptable para un tratamiento es 4 (bajo), que corresponde a la opinión de expertos. Hay que dejar claro que toda terapia que no esté incluida entre 1++ y 4 no tiene suficiente evidencia científica, por lo que no debe ser recomendada.

¿Qué es el grado de recomendación médica de un tratamiento? (Figura 25)

FM- Los "grados de recomendación" médica de un tratamiento

Adaptado por Dr Pedro Castillo y basado en Consenso de Mº Sanidad / SIGN

Grado	Nivel	Algunos ejemplos
A	Muy alto	• *Ejercicio aeróbico* • *Psicoterapia cognitiva-conductual* • *Duloxetina* • *Programas educativos sobre FM*
B	Alto	• *La información en la consulta* • *Reducir el catastrofismo* • *Los consejos (SER) de estilo de vida*
C	Medio	• *La información al entorno del paciente*
D	Bajo	• *Terapias con pocos estudios clínicos*

De "A" (*máxima recomendación*) a "D" (*mínima*). El resto no está recomendado por la ciencia médica (*p.ej., remedios mágicos, falsos tratamientos*

Se refiere a la convicción que la Medicina oficial tiene sobre la utilidad real de un tratamiento para la enfermedad. Para recomendar o desaconsejar una terapia, los médicos nos basamos en su nivel de evidencia científica y en la cantidad de investigaciones de alto, bajo o nulo valor probatorio. Es lo mismo que hace un tribunal cuando debe pronunciarse sobre la culpabilidad o inocencia de un acusado basándose en las evidencias o pruebas objetivas disponibles y no en los meros indicios o pruebas circunstanciales. En la imagen se exponen algunos ejemplos prácticos, aplicados a la FM.

8 Tratamiento (2): Medicamentos antiFM

8.1   ¿Por qué fallan los fármacos antiFM? El caso de Marie

«Tengo los 18 puntos y, en febrero de 2017, fui diagnosticada de FM. Los dolores son terribles, y no duermo nada bien, porque el dolor me despierta. Tomo 2 antidepresivos (escitalopran, mirtazapina), 2 tranquilizantes para dormir (bromazepam, clonazepam), 4 medicinas para el dolor (celecoxib, ketorolac, paracetamol y tramadol 50). Este último me lo mandó el neurocirujano hace 3 meses, pero me produce mareo y mucha náusea. Además, como tengo muchísima migraña, tomo Excedrin Migraña. Estoy muy desesperada con tanto dolor. También, muy deprimida y muy poco comprendida por mis familiares y amigos. ¿Me puede aconsejar? ¡Ya no puedo más!» (Marie Chantal Busseuil, mi canal médico en Youtube, julio de 2017, Mérida, Mexico).

¿Cómo es posible que esta paciente, pese a estar tratada con 9 fármacos, siga quejándose de dolor y esté muy deprimida? Varios son los motivos, que nos muestran la complejidad de la FM y su tratamiento. Las razones del fracaso terapéutico con Marie las agrupo en 3 apartados: medicamentos, psicoterapia e incomprensión familiar.

Medicamentos

¿Es correcto su tratamiento farmacológico? No, y así se lo expliqué: «Para su depresión, le han recetado 2 nuevos antidepresivos (escitalopran y mirtazapina), pero se tiene más experiencia con amitriptilina y duloxetina, por lo que estos serían más recomendables. Para su dolor, toma 2 antiinflamatorios (celecoxib y ketorolac), que son buenos fármacos para la artritis, pero no para la FM porque en esta no hay inflamación articular. En cambio, sí son correctos los 2 analgésicos (paracetamol y tramadol), porque son los más estudiados en la FM. Además, Excedrin Migraña contiene paracetamol y ácido acetilsalicílico. Para el insomnio, toma 2 ansiolíticos sedantes (bromazepam y clonazepam). En consecuencia, su farmacoterapia es ineficaz pese a tan excesivo número de medicinas».

Entonces, ¿dónde está el fallo para que su resultado sea nulo, dada la persistencia del dolor y la depresión? Es obvio que necesita algo diferente, pero ¿qué? La respuesta está implícita tanto en las propias palabras de Marie (habla de «incomprensión») como en lo que no menciona y, por lo tanto, significa que no forma parte de su tratamiento.

Formación y comprensión de la familia

¿Le falta a Marie? Sí. Es algo muy importante y que, como a la mayoría de los pacientes, a Marie tampoco le han aconsejado. Así se lo expliqué: «Debería hacer sesiones formativas sobre la FM, en compañía de su pareja. La única forma de que comprenda lo que usted sufre es que ésta sea informada sobre su enfermedad. Incluso, su pareja debería acompañarla la próxima vez que vaya al médico, y les aconsejo que lleven algunas preguntas para ir resolviendo sus dudas».

Psicoterapia

¿Es imprescindible la ayuda psicológica para Marie? Sí. «Necesita psicoterapia cognitiva, que complementará (actuando sobre su psiquismo) el efecto de los medicamentos (actuando sobre su neurobioquímica cerebral). Busque un buen psicoterapeuta. No necesita otro psiquiatra, pues ya está tomando psicofármacos, pero sí debe preguntarle si no serían mejores los que le he citado. Además, no olvide realizar ejercicios suaves y prácticas de relajación, porque se encontrará mejor».

Por consiguiente, el fracaso terapéutico con Marie no solo se ha debido a una mediocre selección de medicamentos, sino también a que sus médicos no hayan tenido en cuenta que el enfermo de FM necesita, además, el beneficio suplementario de las otras terapias imprescindibles, que serán objeto de los próximos capítulos.

8.2   Neuromoduladores (NM): ¿sólo un tratamiento sintomático?

Hay que acabar con el mito de que no hay tratamiento curativo para la FM. Ya no es correcto seguir afirmando que «solo tenemos un tratamiento sintomático», lo que se ha malinterpretado al hacer pensar que la terapia antiFM consiste solo en prescribir medicamentos.

Entonces, ¿hay curación para la FM? Sí. Como su causa primaria (etiología) es una discapacidad en la gestión del estrés, ¿acaso la psicoterapia cognitiva y conductual, complementada con los psicofármacos no es un verdadero tratamiento causal? Y como el mecanismo principal del dolor de la FM es neuropático (patogenia), ¿acaso los fármacos neuromoduladores con efecto analgésico y el ejercicio terapéutico no son un abordaje causal del proceso fisiopatológico que lo produce?

Lo que sabemos sobre la causa y mecanismos de la FM no ha sido bien comprendido ni bien valorado, hasta el punto de que se niega la evidencia de que ya tenemos un tratamiento causal o curativo. Por eso, no es de extrañar el desamparo de los enfermos ante la creencia generalizada y errónea de que solo habrá solución para su sufrimiento cuando «se investigue más sobre la causa». Casi todos dicen lo mismo: «Aún no se dispone de curación para la FM». Mi objetivo es demostrar que esto ya no es así.

Como ejemplo, reproduzco el testimonio de un médico: «El tratamiento actual de la FM no es del todo satisfactorio, porque, al ignorarse cuál es la causa de la enfermedad, se desconoce cuál es el trastorno al que las terapéuticas deben dirigirse. El tratamiento es sintomático, basado en terapia farmacológica con analgésicos, antidepresivos y ansiolíticos». Omito su nombre, porque no pocos repiten lo mismo y, además, cuando habla de «las terapéuticas», parece restringirse a los medicamentos.

Este tipo de comentarios es muy negativo por 2 razones: una es que el tratamiento de la FM es mucho más que prescribir medicamentos, de modo que hacer iguales terapéuticas y fármacos es un gran error; la otra es que hace pensar a los enfermos y sociedad que el médico solo trata con medicamentos, lo cual es nefasto para su eficacia terapéutica.

La buena noticia es que, de la misma manera que hablamos de «antidepresivos», hay medicamentos antifibromialgia (antiFM), que también son en parte curativos, en cuanto que actúan sobre la 2ª concausa o factor desencadenante (el estrés psicofísico) y sobre el mecanismo patogénico de los síntomas (la disfunción simpática y la sensibilización central). Una de las pruebas de mi tesis es que para decidir los grupos de medicamentos a investigar en la FM tenemos en cuenta su mecanismo de acción sobre ambos procesos.

En lo relativo a la fisiopatología (proceso que no se ve) del dolor y la hiperalgesia, he explicado los 2 mecanismos antagónicos: los excitatorios (aumentan la intensidad del dolor) y los inhibitorios (que la reducen). Y ha sido la investigación farmacológica de ambos la que ha permitido la introducción de diversos tipos de neuromoduladores (NM), así como nuevas líneas de estudio para encontrar algún otro que mejore los que ya tenemos. Queda, pues, claro que la estrategia farmacoterapéutica racional de la FM es la neuromodulación.

En lo relativo a la clínica (lo que el paciente relata y el médico verifica), los síntomas de la FM se han agrupado en 5 tipos: dolor, insomnio, fatiga, depresión-ansiedad y limitación funcional o impacto sobre las actividades. Así pues, los fármacos antiFM deberán evaluarse en función del grado de mejoría que proporcionan para cada uno de estos síntomas.

Grupos de neuromoduladores (NM) y cómo actúan

Según su modo de acción sobre el mecanismo patogénico del dolor en la FM, hay 2 grandes grupos de neuromoduladores antiFM:
- NM depresores de los mecanismos excitatorios del dolor. Son los antiepilépticos, representados por la pregabalina.
- NM estimulantes de los mecanismos inhibidores del dolor. A la vez, tienen efecto timoanaléptico (estimulante del estado de ánimo). Son los psicofármacos antidepresivos. Según el neurotransmisor principal sobre el que actúan, se clasifican en 3 subgrupos: antidepresivos tricíclicos (amitiptilina), los ISRS (fluoxetina) y los IRSN (duloxetina).

He aquí una clasificación de los NM, con ejemplos de sus representantes, figurando los más importantes al principio de la lista*, por lo que son los que describiremos con más detalle.
- NM inhibidores de los mecanismos excitatorios. Anticonvulsivantes-antiepilépticos.
  - o Pregabalina*.
  - o Gabapentina.

- Neuromoduladores potenciadores de los mecanismos inhibitorios.
  Antidepresivos tricíclicos (no selectivos).
    o Amitriptilina* (un clásico introducido hace 70 años).
    o Ciclobenzaprina*.
    o Nortriptilina, Imipramina, Clomipramina, Trimipamina, Desipramina (no se recomiendan en la FM, porque no han demostrado ser superiores al placebo).
  Antidepresivos ISRS (Inhibidores selectivos de la recaptación de serotonina).
    o Fluoxetina*.
    o Paroxetina, Sertralina (poca efectividad en FM).
    o Fluvoxamina.
    o Citaloprán.
    o Escitaloprán.
  Antidepresivos duales o IRSN (Inhibidores selectivos de la recaptación de serotonina y noradrenalina).
    o Duloxetina*.
    o Milnacipran*.
    o Venlafaxina.
    o Desvenlafaxina.

(*) Aprobados para FM por la FDA (agencia de autorización de medicamentos de EE. UU.)

8.3   Pregabalina*: antiepilépticos para la FM

«Después de haber visto en sus videos que habla muy bien de la pregabalina, necesito hacerle una pregunta. Hace 1 mes que me diagnosticaron FM y hace 2 meses que la enfermedad me tiene muy limitada. Es muy triste que te duela todo y tanto. Además, de repente, me volví torpe y lenta. Me recetaron pregabalina, pero sólo la tomé durante 3 días porque me daba sueño. Me da miedo tomarla. ¿Con qué puedo aliviar mis dolores?» (Cristi Cajal, mi canal médico de Youtube, julio 2017).

Esta fue mi respuesta: «Debería confirmar que su diagnóstico de FM es correcto, porque hay muchos errores si no se diferencia bien de otras enfermedades con las que se puede confundir. Tenga en cuenta que la prescripción de pregabalina solo debe hacerse si se han aplicado los criterios diagnósticos oficiales del ACR. De no ser así, el único efecto que le producirá el fármaco será somnolencia. Suponiendo que sí padezca FM, le ruego que comente con su médico si le iría bien tomar un antidepresivo del grupo IRSN (p. ej., duloxetina), así como una combinación de 2 analgésicos: tramadol y paracetamol».

El mecanismo de la acción beneficiosa de estos anticonvulsivantes en la FM es el que da nombre a esta categoría de fármacos: la neuromodulación. Sabemos que los 2 más estudiados (pregabalina y gabapentina) actúan sobre el neurotransmisor ácido gammaaminobutírico (GABA), reduciendo así la gran excitabilidad que hay en las neuronas del dolor. También debo recordar que el GABA es el neuroquímico más importante en la regulación de la ansiedad y el sueño, por lo que ambos también mejorarán con estos fármacos antiFM.

En cuanto a su empleo analgésico, se han investigado y usado con éxito en el tratamiento del dolor agudo en diversas patologías neurológicas (síndrome de Guillain-Barré, polineuropatías periféricas y esclerosis múltiple), así como para el dolor crónico de la FM.

Pregabalina*

- Grado de recomendación para FM: A (máximo), según Ministerio de Sanidad de España (2011) «para el dolor, insomnio, fatiga y actividad».
- Grado de recomendación para FM: A (máximo). «Reduce el dolor, mejora el sueño y la calidad de vida, por lo que puede recomendarse» (Informe AQuAS (2017).
- Aprobado por la FDA para FM (2007, EE. UU.).
- Dosis terapéutica: 300-600 mg/día.
- Efectos secundarios: «Los mareos y vértigos son frecuentes hasta que se alcanza la dosis terapéutica de pregabalina. Se recomienda iniciar en dosis bajas e ir aumentando después» (Informe AQuAS 2011).
- Marcas: Lyrica (Pfizer) cápsulas de 25, 75, 150 y 300 mg.
- Pregabalina genérica (p. ej., Teva, Ratiopharm, Kern, Mabo, Mylan, Normon).
- Indicaciones terapéuticas oficiales: Dolor neuropático, epilepsia, trastorno de ansiedad generalizada.

Es el más estudiado de este grupo. En 2013, una revisión sistemática internacional confirmó que la «Pregabalina, en dosis de 300, 450 y 600 mg/día (pero no así con 150 mg diarios), fue eficaz en los pacientes con FM». A los 2 meses, una dosis de 300-450 mg/día, demostró ser mucho mejor que el placebo (inactivo) en la reducción del dolor, así como en la mejoría del sueño y la calidad de vida. A los 6 meses, un estudio en 1051 pacientes demostró que la duración del efecto se mantenía en el 68% de los tratados con pregabalina, en comparación con solo el 39% que tomaron un placebo.

¿Cómo es posible que hasta un 39% de estos enfermos respondieran a un producto sin actividad farmacológica (placebo)?, se preguntará. El motivo es que, en una enfermedad como la FM, cuya causa primaria está en la disregulación del estrés emocional, lo mismo que ocurre en otras enfermedades psicógenas (depresión y ansiedad), es bien sabido que el grado de respuesta al placebo puede llegar a cifras de hasta el 40%, lo cual es consecuencia del efecto sugestión sobre el enfermo (cree que se le administra un producto activo). Pero estas cifras son mucho menores que casi el 70% de respondedores a la pregabalina.

Sin embargo, ya hemos visto con Cristi que la realidad práctica no parece ser tan favorable para la pregabalina. Y en eso, coincide con los testimonios de otros enfermos: «Doctor Castillo, conozco muchos pacientes de FM y casi no he escuchado casos que, como yo, se hayan sentido beneficiados por la pregabalina. Es más, la amplísima mayoría no sólo no mejoraron, sino que padecieron los efectos secundarios» (Ferdecla, mi canal médico de Youtube, febrero de 2017).

¿A qué se debe esta discrepancia entre los aceptables resultados de los estudios con pregabalina y su discreta eficacia en opinión de bastantes enfermos? Ya he descrito los errores diagnósticos con la FM como una causa importante. Pero ¿es este el único motivo que explica los supuestos fracasos terapéuticos con pregabalina? No.

He identificado otras 2 razones posibles. Una es que la dosis que toma el paciente sea tan baja que no solo carezca de efecto beneficioso, sino que se limite a producir los efectos secundarios (sedación y somnolencia). La otra es que el enfermo abandone precozmente el tratamiento (como el caso de Cris, a los 3 días), es decir, mucho antes del tiempo necesario para que el fármaco haya podido equilibrar los neurotransmisores del dolor alterados en la FM, de modo que el paciente ya empiece a notar los efectos beneficiosos.

Por consiguiente, debo remarcar la importancia de que el enfermo vaya subiendo la dosis hasta llegar a la dosis terapéutica de pregabalina (no inferior a 300 mg/día) y durante tiempo suficiente (más de 10 días). No se debe infradosificar un buen medicamento como la pregabalina, pero eso es lo que se demostró que ocurría: «Sólo el 4% de los pacientes tratados con pregabalina recibió más de 150 mg/día durante el seguimiento. Por lo tanto, la mayoría de los enfermos no recibe la dosis apropiada para obtener el efecto terapéutico deseado» (SIIC Arthritis Care & Research, 2013).

El Dr. Javier Rivera (reumatólogo del Hospital Gregorio Marañón, Madrid), hacía una reseña en su artículo *Tratamiento farmacológico de la FM (Información Terapéutica del Sistema Nacional de Salud, 2008)*. Citaba un estudio de gran calidad en 529 pacientes de FM comparándola con placebo. ¿Con qué resultados? En cuanto al dolor, el porcentaje de respuesta con pregabalina (29%) fue estadísticamente (p<0,003) superior al placebo (solo el 13%), lo que demuestra el efecto analgésico real de pregabalina en casi un tercio de enfermos en este estudio.

Pero la polémica no cesa. En un artículo subtitulado *Afina denuncia que la sanidad pública dispensa un fármaco para la FM prohibido en Europa* (agosto de 2017), leía: «La Asociación de Fibromialgia de Navarra (Afina) criticó que los médicos de la sanidad pública sigan recetando un fármaco contra esta dolencia prohibido en Europa. Afina explicó que la Agencia Europea de Medicamentos (EMEA) ha rechazado la solicitud de Lyrica para ser publicitado y utilizado para la FM. En un dictamen, de abril, se argumenta que "los estudios no han demostrado efecto relevante a corto o largo plazo", y considera que "el beneficio/riesgo no está demostrado"».

Gabapentina.

- Grado de recomendación para FM: C (discreta).
- Dosis: 600-800 mg/3 veces al día.
- Marcas (España): Gabatur, Gabmylan, Neurontín 300, 400, 600 y 800 mg.
- Gabapentina genérica (p. ej., Teva, Ratiopharm, Kern, Sandoz, Stada).
- Indicaciones terapéuticas oficiales: Dolor neuropático, epilepsia.

Está mucho menos investigado en FM. Según el documento de consenso del Mº de Sanidad (España, 2011), se había demostrado eficacia en, al menos, un estudio clínico (EC), en 150 pacientes durante 3 meses, en el que fue mucho mejor que el placebo en la reducción del dolor. Esta fue la conclusión: «Puede considerarse como una alternativa en casos seleccionados, siendo necesarios más estudios sobre su beneficio clínico». Y, desde entonces, sin novedades: «No hay suficiente evidencia para recomendar gabapentina en el tratamiento del dolor en FM. Grado C», decía el Informe AQuAS (revisión de enero 2017).

8.4   Amitriptilina* y duloxetina*: más allá del efecto antidepresivo (AD)

> «Varios metaanálisis que analizan la eficacia de los AD en la FM apoyan su utilidad, principalmente la de amitriptilina. La conclusión es que hay una fuerte evidencia sobre la eficacia de los AD en la reducción del dolor y la mejoría del insomnio, depresión y calidad de vida» (Documento de Consenso, Ministerio de Sanidad, 2011, España).

El mecanismo de acción analgésica de los AD consiste en un aumento de ciertos neurotransmisores en las neuronas implicadas en la modulación del dolor, de manera que potencian los mecanismos inhibidores de dolor. Los 2 neurotransmisores más implicados en la hiperalgesia fibromiálgica parecen ser la serotonina (5 hidroxitriptamina, 5HT) y la noradrenalina (NA), de la que ya he hablado como neurotransmisor clave del sistema nervioso simpático (adrenérgico) y de la disfunción simpática (capítulo 6°).

¿Cuáles son los mejores subgrupos de AD para la FM?
- Antidepresivos tricíclicos clásicos inespecíficos (p. ej., amitriptilina). Son muy eficaces en la reducción del dolor, insomnio y fatiga.
- Inhibidores mixtos de la recaptación de serotonina y noradrenalina, IRSN (p. ej., duloxetina). Su eficacia es moderada sobre el dolor, insomnio y depresión.
- Inhibidores selectivos de la recaptación de serotonina, ISRS (p. ej., fluoxetina). Son menos eficaces en el alivio del dolor.

¿Cuáles son los 4 antidepresivos más recomendados?
- «Los medicamentos más efectivos para el tratamiento de la FM son los AD, por sus efectos sobre el ánimo y sobre el dolor. En España, ningún fármaco tiene la indicación expresa de tratamiento de la FM» (Unidad de Experiencia Clínica de Síndromes de Sensibilización Central: FM, SFC, SQM. 2017, Barcelona).

Los que han demostrado ser más eficaces que el placebo en al menos 3 estudios clínicos son (Ministerio de Sanidad, España, 2011):

Amitriptilina*
- Grado de recomendación en FM: A (máximo).
- Aprobado por la FDA para la FM.
- Dosis terapéutica: 25-50 mg/día (dosis menor que la antidepresiva).
- Marcas comerciales (España): Tryptizol, Deprelio.
- En el mundo: disponible en todos los países como medicamento genérico.
- Indicaciones terapéuticas: trastorno depresivo mayor, trastornos de ansiedad (trastorno de pánico y fobias), trastorno de déficit de atención con hiperactividad (TDAH), trastorno bipolar (TBP), enuresis nocturna (niños mayores de 6 años), prevención de migrañas, cefaleas por tensión y dolor neuropático (asociado a neuralgia posherpética, y neuropatía diabética y FM).

En la FM, es «significativamente superior al placebo en la mejoría del dolor, insomnio, fatiga, depresión, calidad de vida y sensación global de mejoría (tanto desde la perspectiva del médico como del propio paciente). Por ello, tiene una recomendación máxima (Grado A) para el tratamiento de estos síntomas en pacientes con FM».

Ciclobenzaprina*.
- Grado de recomendación en FM: A (máximo).
- Aprobado por la FDA para la FM.
- Dosis terapéutica: 10-30 mg/día (por la noche, en tratamientos cortos).
- Marcas comerciales (España): Yurelax.
- Marcas Comerciales (Hispanoamérica): Flexin, Tonalgen, Mitrul y Reflexan (Chile), Tensiomax, Tensodox (Paraguay, Perú), Ciclorelax (Colombia), Amrix (Puerto Rico), Flexiban (Argentina).
- Indicaciones terapéuticas como antiespasmódico: espasmos musculares asociados con dolor agudo musculoesquelético (p. ej., cervicobraquialgias, lumbalgias, tortícolis, fibrositis, periartritis escapulohumeral); también, junto con reposo y fisioterapia, para aliviar el dolor causado por torceduras, esguinces y lesiones musculares.

Es un relajante muscular con una estructura química parecida a la de amitriptilina, por lo que también se investigó en la FM. Reduce el dolor y, por su efecto sedante, mejora el sueño, recomendándose 2-3 horas antes de acostarse. Tiene recomendación máxima (Grado A) para el tratamiento del dolor e insomnio de la FM.

Duloxetina*.
- Grado de recomendación en FM: A (máximo).
- Aprobado por la FDA para la FM.
- Dosis terapéutica: 60 mg/día.
- Marcas (España): Cymbalta, Dulotex, Xeristar (cápsulas 30 y 60 mg).
- Marcas (Hispanoamérica): Dulvanex.
- Genéricos (p. ej., Teva, Ratiopharm, Kern, Sandoz, Stada, Mylan, Normon, Alter, Cinfa).
- Indicaciones oficiales (España): depresión mayor, trastorno de ansiedad generalizada (TAG) y dolor neuropático diabético.

Para la FM, es superior al placebo en los resultados sobre el dolor, insomnio, estado de ánimo, calidad de vida y capacidad funcional (actividad) del paciente. Por lo tanto, su recomendación es máxima (Grado A) para el tratamiento de estos síntomas de la FM.

Fluoxetina.
- Grado de recomendación en FM: B (medio).
- Aprobado por la FDA para la FM.
- Dosis terapéutica: 45 mg/día.
- Marcas comerciales (España): Prozac (Ely Lilly), Sarafem
- Indicaciones aprobadas: trastorno depresivo, trastorno obsesivo-compulsivo (TOC), bulimia nerviosa y trastorno disfórico premenstrual.

«La evidencia de su efecto sobre el dolor, insomnio y fatiga de la FM es controvertida. En cambio, sí parece eficaz sobre la depresión y la limitación funcional» (Ministerio de Sanidad, 2011). Por eso «No se recomienda fluoxetina como único fármaco. En pacientes con FM y depresión no respondedores a AD tricíclicos, se sugiere la terapia combinada con un ISRS (p. ej., fluoxetina) o un IRSN (inhibidor de la recaptación de serotonina y norepinefrina), junto con dosis bajas de amitriptilina» (Informe AQuAS, 2017).

¿Cuáles son otros AD que requieren más estudios?

Milnaciprán* (Savella, Ixel, Dalcipran, Toledomin).
Es del grupo IRSN. En EE. UU., está autorizado para el tratamiento sintomático de la FM. Sin embargo, una revisión sistemática (2015) mostró solo un alivio moderado en unos pocos pacientes. Además, algunos discontinuaron el tratamiento por efectos secundarios. Son necesarias más investigaciones, ya que «Existe evidencia de baja calidad de que el milnaciprán (100-200 mg) reduzca el dolor. La evidencia es muy limitada y no permite alcanzar ninguna conclusión firme acerca del uso del milnaciprán en FM» (Informe AQuAS, 2017).

Venlafaxina (Effexor FR).
Es del grupo IRSN. Sus indicaciones son: trastorno depresivo mayor; trastorno de ansiedad generalizada; y trastornos de ansiedad con depresión. En dosis de 75 mg/día, mejora el dolor y la actividad funcional, pero son necesarios más estudios de calidad. «Existe evidencia limitada de que la venlafaxina parece ser moderadamente efectiva para el tratamiento de la FM, con buena tolerabilidad» (Informe AQuAS, 2017).

Citalopram (Prisdal, Celexa, Seropram, Talpram, Zentius, Cipramil).
Es del grupo ISRS. Las indicaciones aprobadas son: depresión, trastorno de ansiedad social, trastorno de pánico y TOC (trastorno obsesivo compulsivo). Para la FM, son necesarios más estudios, pues no ha mostrado resultados positivos. Sería alentador si funcionara frente al dolor neuropático en los estudios en curso para la neuropatía diabética.

Escitalopram (Cipralex y Heipram, en España; Neuroipran, en Latinoamérica).
Es del grupo ISRS. Son necesarios más estudios. Por el hecho de que sea un derivado de citalopram y que esté indicado en el síndrome de estrés postraumático, valdría la pena investigarlo más para la FM.

Agomelatina (Valdoxan).
Es un nuevo antidepresivo que actúa por doble mecanismo: estimula los receptores MT1 y MT2 (MT son las siglas de melatonina) y bloquea los receptores 5-HT2C (5-HT son las siglas de serotonina)

del cerebro. Esto produciría un aumento de 2 neurotransmisores: dopamina y noradrenalina. Una paciente me comentaba su experiencia: «Yo tengo FM desde hace 7 años. En los últimos tiempos, los dolores aumentaron mucho y tomé el antidepresivo Valdoxan. Me relaja los músculos, me serena y me alivia las migrañas fuertes. Cuando el dolor es más insoportable, le añado tramadol» (Juana Maria Gaitán, mi canal médico en Youtube, mayo 2017, Colombia).

¿Son útiles las combinaciones de AD? «Pueden ser de utilidad en algunos casos, como, p. ej., amitriptilina en dosis bajas nocturnas combinado con duloxetina o fluoxetina por la mañana» (Unidad de Experiencia Clínica de Síndromes de Sensibilización Central: FM, SFC, SQM. Barcelona 2017).

¿Son útiles las combinaciones de AD con NM? «La combinación de un AD por la mañana y pregabalina por la noche es otra buena opción terapéutica» (Unidad de Experiencia Clínica de Síndromes de Sensibilización Central: FM, SFC, SQM. Barcelona, 2017).

8.5   Ansiolíticos e hipnóticos: prudencia

«Tengo 38 años y padezco FM desde hace 20. Tengo los 18 puntos del dolor, fatiga crónica, piernas inquietas, insomnio, etc. Para dormir, me mandaron Rivotril, porque mi sueño es nulo, nada reparador y con pesadillas. ¿Puede el Rivotril ser bueno? En caso de crisis tomo Yurelax, mezclado con Valium, y todo doble. Gracias por sus videos» (Mary Mesa, mi canal médico de Youtube, agosto de 2017, Canarias).

De ser correcto el diagnóstico según criterios ACR 1990, todo indicaría que Mary padece una FM de tipo hiperalgésico ansioso, con pronunciado insomnio, responsable de su cansancio y que agranda la sensación de dolor. Para ello, estaba tomando 3 fármacos depresores del SNC: un antiespasmódico sedante ya comentado (Ciclobenzaprina, Yurelax) y un par de benzodiacepinas (BDZ), que son ansiolíticos e hipnóticos. Es una sedación excesiva que hay que evitar, por lo que en mi comentario recomendaba prudencia.

Clonazepam (Rivotril)

Es una BDZ de acción prolongada. Como todas ellas, actúa potenciando el neurotransmisor inhibidor GABA, por lo que les llamamos agonistas gabaérgicos. Su acción se traduce en un efecto ansiolítico, hipnótico y anticonvulsivante

Como Mary pregunta, «¿puede Rivotril ser bueno?», deduzco que lo dice por el riesgo de adicción, motivo por el que solo se recomienda administrarlo durante períodos breves o en casos urgentes (p. ej., en la fase maníaca o agitada del trastorno bipolar). La tendencia es a reducir el uso de ansiolíticos al mínimo imprescindible.

Por sus propiedades anticonvulsivantes, se utiliza en la mayoría de las formas de epilepsia del lactante y del niño (pequeño mal y las crisis tónico-clónicas), así como en las epilepsias del adulto. En dosis de 0,5 mg (al acostarse) se utiliza en el tratamiento del síndrome de piernas inquietas y en el de las mioclonias nocturnas.

Diazepam (Valium)

Es la BDZ de referencia, ya que fue sintetizada en 1950 y es la más utilizada de la historia. Tiene efecto ansiolítico, sedante y relajante muscular-anticonvulsivante. Por eso, la utilizamos en el tratamiento de la ansiedad, ataques de pánico y trastornos psicosomáticos, así como en tortícolis y espasmos musculares. Por vía intravenosa, se usa para sedación previa a intervenciones (endoscopias, biopsias y fracturas) y en estados de agitación motora.

En cierto modo, en las neuronas, los fármacos ansiolíticos gabaérgicos podrían ser considerados como atenuantes químicos de choque del estrés agudo. Pero su empleo en la FM ha de ser cauto, transitorio (durante los brotes) y periódico (ciclos cortos), por los efectos secundarios (sedación y alteraciones cognitivas), el riesgo de adicción o dependencia y el síndrome de abstinencia si se interrumpe el tratamiento con brusquedad.

¿Cuáles son las principales conclusiones sobre el empleo prudente de BDZ en la FM?
- Puede ser un tratamiento aceptable en algunos casos de FM, siempre que el grado de la ansiedad e insomnio así lo requieran.
- Podría ser útil para calmar al paciente de FM, con notable ansiedad, de modo que de forma gradual se vayan introduciendo otros procedimientos antiestrés más resolutivos, inocuos y de más larga duración (ejercicio físico y técnicas de relajación).
- Puede ser, en algunos casos, preparatoria del tratamiento causal de la FM con la psicoterapia cognitiva y conductual. El motivo es que facilita que el paciente acuda con menos ansiedad y mayor concentración, lo que la haría más eficaz.
- Solo debe administrarse durante períodos breves (2-4 semanas), de manera que se minimice el riesgo de dependencia.
- No se recomienda interrumpir la medicación de forma brusca.

8.6 Analgésicos: ¿cuáles son adecuados en la FM?

«Ninguna persona siente el dolor de la misma manera, por lo que es fundamental realizar un tratamiento personalizado» (Dr. Alberto Lafuente Jiménez, responsable Área del Dolor, Clínica Universitaria de Navarra, Pamplona).

Siendo el dolor el síntoma principal de la FM, es lógico que los analgésicos sean de trascendental importancia. Pero ¿tienen todos los analgésicos la misma eficacia? No. Entonces, ¿cuáles son los mejores para la FM? Para responder a ello, debemos recordar los diversos grupos de analgésicos usados en Medicina. Los clasificaremos según 3 criterios: primero, por su mecanismo de acción, segundo, por su empleo escalonado según la severidad del dolor y, por último, por ser o no antineuropáticos (selectivos para la FM).

Clasificación por su mecanismo de acción

Analgésicos opiáceos (derivan del opio, la planta adormidera), narcóticos (alto riesgo de adicción) y mayores (para los dolores más graves). Los 3 términos son sinónimos, y su mecanismo de acción es sobre los 2 receptores cerebrales del dolor (mu y kappa).
- Morfina.
- Metadona.
- Codeína y dihidrocodeína.
- Oxicodona e hidrocodona.
- Fentanilo (marca: Avaric).
- Buprenorfina.
- Tapentadol (marca: Yantil retard).

Analgésicos no opiáceos, no narcóticos o menores (para dolores más leves).
- Paracetamol.
- Metamizol.

Analgésicos mixtos o duales (opiáceo débil y antidepresivo IRSN).
- Tramadol.

Analgésicos-Antiinflamatorios no esteroideos (AINE). Su efecto analgésico no es directo (no actúan sobre los receptores del dolor), sino indirecto, ya que primariamente reducen la inflamación y, solo después, como consecuencia de la reducción del edema inflamatorio, disminuyen el dolor en la zona inflamada. Su mecanismo de acción es la inhibición de la enzima ciclooxigenasa (COX), de modo que disminuyen las prostaglandinas inflamatorias.
- Ibuprofeno.
- Naproxeno.
- Diclofenac.
- Piroxicam.
- Indometacina.
- Celecoxib (inhibidor selectivo de la COX2).

Analgésicos cannabinoides (derivados de la planta cannabis) y otros

Clasificación en 3 niveles de la OMS según la intensidad del dolor (Figura 26)

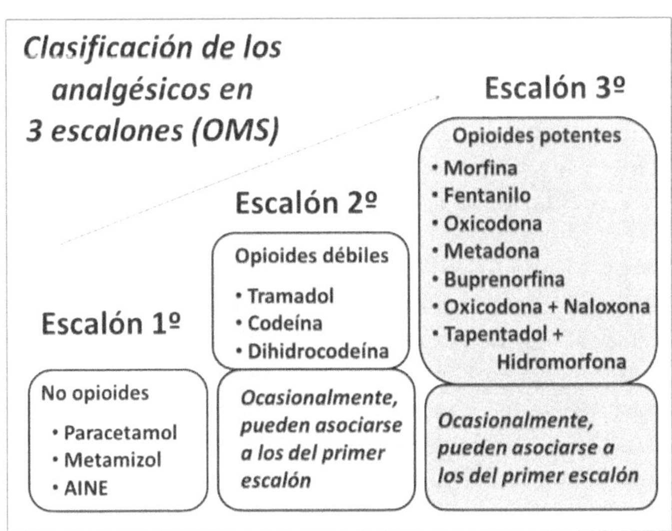

La OMS los agrupa en 3 niveles de recomendación, de menor a mayor potencia. En general, ante un dolor leve a moderado, siempre

comenzaremos con los analgésicos del primer escalón (p. ej., paracetamol) y subiremos al segundo escalón (p. ej., tramadol) o al tercero (p. ej., morfina) en función de la magnitud del dolor.

Clasificación por su grado de recomendación en la FM

Tramadol
- Grado de recomendación: B (moderada).
- Dosis terapéutica: 150-300 mg/día (50 mg x 3 veces al día).
- Dosis inicial: 50-100 mg/día. Dosis de mantenimiento: 50-100 mg.
- Marcas comerciales (España): Adolonta, Dolpar, Gelotradol, Tioner, Tradonal Retard, Zytram.
- Genéricos de tramadol: múltiples.
- Formas de administración: oral (comprimidos retard, cápsulas, cápsulas retard, gotas y solución) y parenteral (intramuscular, subcutánea e intravenosa).
- Indicación terapéutica: dolor agudo o crónico, de moderado a intenso.

La verdad. Es un analgésico mixto, porque tiene un doble mecanismo de acción. Por un lado, es un agonista (estimulante) débil de los receptores opioides μ, por lo que no lo consideramos un opiáceo como la morfina y similares. Por otro, es un inhibidor mixto de la recaptación de serotonina y noradrenalina (IRSN). En solitario, tramadol ha mostrado superioridad sobre el placebo. Por lo tanto, se recomienda con evidencia moderada (grado B) para aliviar el dolor de la FM, ya sea como fármaco único o combinado con el paracetamol.

El error. «Los médicos advierten: El analgésico con receta tramadol está matando a más personas que cualquier otra droga, incluyendo la heroína y la cocaína», escribió F. Ochoa (*FM y fatiga crónica*, 10 de julio de 2017). Como médico informador, debo condenar estos sensacionalismos en las noticias médicas, que desinforman y asustan a los pacientes, haciéndoles desconfiar de su médico y de la industria farmacéutica. El mismo autor del titular se desdice: «El analgésico no causa daño si se toma correctamente, pero se convierte en muy peligroso cuando se mezcla con drogas o alcohol». Es obvio que todo medicamento se debe tomar según esté pautado, pues cualquier abuso de cualquier cosa es perjudicial. Crear un temor infundado, con un titular inexacto contra un fármaco de amplia experiencia, no es informar con rigor a los lectores.

Paracetamol (acetaminofeno)
- Grado de recomendación: D (discreta).
- Dosis terapéutica: 2 – 4 g/día (1 g x 3 veces al día).

Es el fármaco más utilizado en la FM: el 75% de los pacientes lo toman para aliviar el dolor. De ellos, un 65% de los pacientes lo considera útil. En base a estos datos y pese a que no hay ningún EC comparado con placebo que analice su eficacia en la FM, parece razonable la utilización de este fármaco por razones de su buena tolerabilidad, experiencia y seguridad.

Tramadol con paracetamol
- Grado de recomendación: C (discreta).
- Un comprimido contiene 75 mg de tramadol y 650 mg de paracetamol.
- Dosis terapéutica recomendada: 1 comprimido/día. Si es necesario, puede aumentar la dosis, tal y como le recomiende su médico. El intervalo más corto entre dosis debe ser de al menos 6 horas. No tome más de 4 comprimidos.
- Marcas comerciales: Pontalsic, Pazital, Zaldiar.
- Indicación terapéutica: dolor agudo o crónico, de moderado a intenso.

Esta combinación parece mejor que cada uno por separado, ya que sus mecanismos de acción se complementan.

Analgésicos que requieren más estudios

«No hay suficiente evidencia para recomendar los opioides mayores, la ketamina, la lidocaína y el cannabis para el tratamiento de los síntomas de la FM (Grado D. en contra)» (Informe AQuAS, 2017).

Cannabis medicinal o Cannabinoides (p. ej., nabilona, dronabibol)
- No hay suficiente evidencia para recomendar la nabilona en la práctica clínica habitual (Grado C)» (Informe AQuAS, Barcelona, 2017).

«Doctor Castillo, ¿se sabe algo del tratamiento con THC medicinal?», me preguntaba Ferdecla en mi canal médico de

Youtube en febrero 2017.

Es una de las muchas consultas de pacientes sobre este tema de actualidad. Mi respuesta no podía ser sino cauta, a la espera de más información sobre su utilidad práctica en la FM: «THC (tetrahidrocannabinol), el alcaloide más conocido del cannabis, tiene efectos sedantes y analgésicos. Sin embargo, faltan más estudios clínicos que demuestren si el cannabis medicinal es recomendable en la FM, para la que hoy por hoy tenemos analgésicos con más experiencia de uso (tramadol y paracetamol)».

Opioides mayores
- P. ej., morfina. Son los analgésicos más potentes conocidos, pero faltan estudios de calidad en la FM, por lo que no hay suficiente evidencia para recomendarlos. Grado D de recomendación en contra.

Oxicodona y naloxona (marca Targin)
- «Indicado en el dolor intenso, que sólo se puede tratar adecuadamente con analgésicos opioides» (AEMPS, Agencia Española de Medicamentos y Productos Sanitarios).
- «También para tratamiento sintomático de segunda línea del síndrome idiopático de piernas inquietas grave a muy grave tras fracaso con terapia dopaminérgica».
Fue aprobado en la Unión Europea (2009) para controlar el dolor crónico intenso. Es la combinación de un opioide (oxicodona, en dosis entre 5-40 mg) con un antagonista opioide (naloxona, en dosis entre 2,5-20 mg), que se añade para contrarrestar el estreñimiento inducido por opiáceos.

Lidocaína (inyectable)
Es un analgésico local y antiarrítmico (estabilizador de membrana), del que faltan buenos estudios en la FM, por lo que «no hay suficiente evidencia para recomendar la lidocaína inyectable para el tratamiento de los síntomas de FM. Grado C» (Informe AQuAS 2017).

Gammahidroxibutirato (GHB)
Su concepto es interesante por ser un análogo del GABA, pero faltan estudios: «Aunque hay evidencia limitada adicional de un efecto beneficioso del GHB en los síntomas de FM, el tratamiento se

considera investigacional. No se recomienda (todavía) su uso en la práctica clínica habitual. Grado C» (Informe AQuAS 2017).

Celecoxib

Es un antiinflamatorio no esteroideo (AINE) nuevo. Pertenece al grupo de los inhibidores selectivos de la COX-2. También podría proporcionar alivio del dolor, a la vez que produciría menos efectos secundarios sobre el estómago e intestino que los demás AINE, que son no selectivos.

Analgésicos para la artritis y que no son útiles para el dolor de la FM

También esta es una consulta frecuente. Veamos un ejemplo: «Llevo 18 años con FM, y siempre me han querido controlar el dolor con medicamentos para la artritis, pero nunca me han hecho nada. No he notado ningún beneficio» (Duke y Mica Ale, mi canal médico Youtube, 18 de agosto de 2017). En la respuesta, le confirmaba que los «medicamentos para la artritis» no son útiles para el dolor de FM, por lo que no es de extrañar que nunca le aliviaran el dolor.

Antiinflamatorios no esteroideos (AINE) no selectivos.

P. ej., Ibuprofeno, naproxeno. En un EC con ibuprofeno (600 mg/cada 6 horas), no fue más eficaz que el placebo. Lo mismo ocurre con naproxeno. Por consiguiente, «no se recomiendan los AINE administrados en solitario para el tratamiento de los síntomas de la FM por falta de evidencia sobre su efecto beneficioso. Grado D en contra». No obstante: «Pueden ser útiles como adyuvantes analgésicos cuando se combinan con antidepresivos tricíclicos, ciclobenzaprina o benzodiacepinas. Grado D» (Informe AQuAS 2017).

Corticoides o corticosteroides.

P. ej., prednisona. Así llamados porque derivan del cortisol (cortisona), que es un esteroide antiinflamatorio muy potente. «No se recomiendan los glucocorticoides para el tratamiento de los síntomas de la FM por falta de evidencia sobre su efecto beneficioso, y se alerta de que, en tratamientos continuados, la aparición de efectos secundarios es frecuente. Grado D» (Informe AQuAS 2017).

8.7 Los mejores fármacos antiFM: medicación a la carta

«En el tratamiento farmacológico de la FM, los antidepresivos tricíclicos (amitriptilina y ciclobenzaprina), otros antidepresivos (fluoxetina), los analgésicos (paracetamol, solo o asociado a tramadol) y algunos anticonvulsivantes (pregabalina) son los fármacos que mejor han demostrado su eficacia en el control de los síntomas de la enfermedad. Otros antidepresivos como los IRSN han mostrado que pueden ser una buena alternativa en el futuro del tratamiento de estos pacientes, pero faltan estudios que corroboren los primeros datos. Otros fármacos (los AINE, los opioides mayores o los tratamientos hormonales) no han demostrado ninguna utilidad» (Dr. Javier Rivera Redondo, Tratamiento farmacológico de la FM, Información Terapéutica del Sistema Nacional de Salud, Mº de Sanidad, 2008, España).

Hace una década, este reumatólogo del Instituto de Rehabilitación en el Hospital Universitario Gregorio Marañón (Madrid) y reconocido experto en FM, nos describía el estado de situación de la farmacoterapia antiFM. Y proseguía con unas palabras que reflejan el extremo rigor que se exige a la investigación farmacológica para demostrar si un medicamento es útil o no:

«Ante la falta de un número suficiente de ensayos clínicos de buena calidad que demuestren la eficacia de las diversas terapéuticas, en 2008, el tratamiento de la FM todavía depende de las opiniones de comités de expertos».

Los citados por él seguían siendo los más recomendados en 2011 (Documento de Consenso sobre FM, del Ministerio de Sanidad de España) y en 2017, como se deduce de una excelente revisión de los tratamientos antiFM, Informe AQuAS 2017) (Figura 27, página siguiente).

FM -Medicamentos más recomendados
con su efecto clínico y grado de recomendación

Ministerio de Sanidad, España. Consenso 2011.- *Adaptación Dr Pedro Castillo*

Fármaco	Síntomas que mejoran	Grado	Dosis
AMITRIPTILINA	Dolor, insomnio, fatiga, depresión y limitación funcional	A*	25-50 mg/día
CICLOBENZAPRINA	Dolor, insomnio	A	10-40 mg/día
DULOXETINA	Dolor, insomnio, estado de ánimo, limitación funcional/actividad	A	60-120 mg/d
PREGABALINA	Dolor, insomnio, fatiga, limitación funcional y ansiedad	A	300-450mg/d
FLUOXETINA	Depresión, limitación funcional	B	20-70 mg/día
TRAMADOL	Dolor	B	150-300mg/d
PARACETAMOL	Dolor	C	2-4 g/d

La tríada farmacéutica antiFM seleccionada la constituyen los medicamentos con el máximo grado de recomendación (grado A): amitriptilina, duloxetina y pregabalina. Los otros 3 (fluoxetina, tramadol y paracetamol) son complementos útiles en la gran mayoría de casos. La combinación personalizada de 2 a 4 de estos fármacos suele hacerse en casi todos los pacientes, según su tipo específico de FM.

Ejemplo 1º. ¿Qué combinación podría ser mejor para un enfermo con dolor intenso, marcado insomnio, gran fatiga, notable limitación funcional y cuadro depresivo-ansioso reactivo? Entre otras opciones, podría ser útil una que potenciara el efecto analgésico.

- Tramadol (analgésico estimulante, para la fatiga, por acción adrenérgica).
- Pregabalina (neuromodulador sedante).
- Amitriptilina (antidepresivo con efecto analgésico en la FM).

Ejemplo 2º. ¿Qué combinación podría ser mejor para un enfermo con dolor moderado, gran insomnio, rigidez matutina, marcada fatiga y limitación funcional?

- Paracetamol (analgésico básico para un dolor moderado).

- Ciclobenzaprina por la noche (para el insomnio y la rigidez matutina).
- Duloxetina por la mañana (antidepresivo analgésico y activador para la fatiga).

8.8 Un modelo de tratamiento antiFM en el hospital: el caso del H. Clínico de Barcelona

«Para muchos pacientes de FM, la vida es un auténtico infierno. Esta enfermedad es la que produce más dolor. Estos enfermos se exigen mucho y están muy implicados laboralmente. Tardan más en pedir la baja que cualquier enfermo de lumbalgia, y, cuando la piden, es porque no soportan más el dolor. El calvario también se debe a que no hay un tratamiento fácil; el sistema sanitario no está aún preparado. Pero hemos avanzado. Hace unos años, no solo no se conocía, sino que no se reconocía» (Dr. Antonio Collado Cruz, declaraciones a Teresa Pérez para el periódico.com, 2007).

El Dr. Collado es responsable de la Unidad Interdisciplinar de Fibromialgia del Hospital Clínico, Barcelona (España). ¿Con qué medicamentos trata a los pacientes con FM? Su proceso de toma de decisiones terapéuticas (algoritmo de tratamiento) lo interpreto de la siguiente manera.

Una línea de tratamiento sería más neuromoduladora del dolor neuropático (para los tipos I y II de FM). Consiste en administrar pregabalina (en dosis crecientes), en solitario o combinándola con amitriptilina. Si es insuficiente, se añadiría un IRSN (duloxetina). Para obtener mayor analgesia, puede combinarse con una dosis progresiva de tramadol.

La otra línea de tratamiento sería más antidepresiva (para el tipo III de FM). Consiste en empezar con amitriptilina sola o en combinación con pregabalina. Si no es suficiente, se añadiría un antidepresivo ISRS (fluoxetina), o bien se sustituiría amitriptilina por un IRSN (p. ej., duloxetina, venlafaxina). Para potenciar la analgesia, se recomienda tramadol.

8.9 Su médico y los fármacos: ¿qué debe explicarle?

El médico debe informar al enfermo de FM acerca de los fármacos que le prescribe, para que entienda el beneficio y el riesgo previsibles con cada uno de ellos. También debe motivar al paciente para que siga la pauta de tratamiento establecida. Solo así, si el enfermo lo comprende y expresa su compromiso de cumplir lo pactado hasta la siguiente visita, se podrá conseguir el éxito terapéutico.

Estos son los 10 deberes que debe cumplir el médico sobre los medicamentos que receta:

- Concienciar al enfermo de lo importante que puede ser la medicación como parte del tratamiento integral de la FM.
- Explicarle que los fármacos complementan las demás terapias de eficacia probada (psicoterapia y ejercicio específico).
- Explicarle los beneficios clínicos previstos con cada fármaco.
- Escribirle la dosis diaria de cada uno, así como el número de tomas al día.
- Indicarle durante cuánto tiempo deberá tomar la medicación (días, semanas y meses).
- Orientarle a partir de cuándo comenzará a percibir los efectos beneficiosos.
- Transmitir confianza en cuanto a la compatibilidad de estos medicamentos con otros que pudiera estar tomando para otras enfermedades.
- Notificarle si es previsible algún efecto secundario.
- Planificar una fecha razonable para la próxima visita de seguimiento.
- Concienciar al enfermo de que nunca deje de tomar la medicación (por su cuenta o por influencia ajena) sin antes consultarle.

8.10 El paciente y su medicación: lo que debe saber

Sólo su médico está formado (universidad), certificado (ministerio) y acreditado (hospital y centro de salud) como responsable del tratamiento integral de la FM. Para ello, es posible que requiera la colaboración de otros profesionales de la salud (psicólogo clínico y fisioterapeuta).

Una vez asumido que el paciente sólo debe escuchar a su médico de confianza sobre lo que le irá bien o mal para su tipo específico de FM, porque es el único capacitado y autorizado para ello, ¿qué es lo que recomiendo a los enfermos que sepan sobre su tratamiento farmacológico en general?

- Un medicamento no es una droga.
- Un fármaco bien prescrito no le va a intoxicar.
- Un medicamento es tan químico como cualquier producto de procedencia natural. «Todo es física y química» (Dr. Severo Ochoa, Premio Nobel de Medicina, España).
- Un medicamento es mejor que un producto natural, porque es un preparado farmacéutico de la máxima calidad, tiene un principio activo bien dosificado y ha sido autorizado por las autoridades sanitarias.
- Es mucho mejor un fármaco de eficacia probada en estudios clínicos que un producto natural de uso tradicional pero solo empírico, esto es, sin evidencia científica de su utilidad terapéutica.

¿Qué es lo que debe saber un enfermo con FM sobre su tratamiento específico antiFM?

- El grupo farmacológico al que pertenece (p. ej., duloxetina es un antidepresivo).
- El mecanismo de acción por el que le va a beneficiar (p. ej., duloxetina aumentará dos neurotransmisores en su cerebro).
- El beneficio específico que obtendrá con ese medicamento (p. ej., alivio del dolor neuropático de la FM, con el neuromodulador pregabalina).
- Que el médico que le receta ese medicamento conoce los riesgos potenciales mejor que nadie y sabe que usted no tendrá interacciones ni efectos secundarios importantes.
- Que cada paciente es un mundo, de modo que lo que vaya bien a

otra persona con supuesta FM no tiene porqué irle bien a usted. Y, al revés, el fármaco que le ha ido mal a otro puede ser el más beneficioso para usted.

- Que usted no debe cambiar la dosis diaria, a menos que su médico le haya aconsejado que la vaya reduciendo al cabo de un tiempo.
- Que debe respetar la duración total del tratamiento, para que el beneficio sea duradero, lo que es fundamental en una enfermedad crónica como la FM.

8.11 El paciente y su medicación: lo que no debe hacer

Una vez que el paciente haya recibido de su médico una pauta de tratamiento, nunca antepondrá las opiniones terapéuticas de otras personas a las de su facultativo de confianza. Su médico habitual es quien conoce mejor que nadie todas sus enfermedades, así como las medicaciones y otras terapias (psicológicas y físicas) que usted recibe. Dialogue con su médico y cumpla todo lo pactado con él sobre su tratamiento. Si no lo hace, sufrirá un fracaso terapéutico.

Así pues, ¿qué es lo que nunca debe hacer el enfermo de FM respecto de su tratamiento?

- Automedicarse.
- Tomar productos aconsejados por otra persona que no sea su médico.
- Interrumpir una medicación porque le hayan dicho que ese fármaco «no es bueno».
- Interrumpir la medicación por un efecto secundario leve (p. ej., somnolencia).
- Interrumpir la medicación o reducir la dosis diaria o el número de días de tratamiento porque usted crea que ya se encuentra mejor.
- Incumplir algo de lo acordado con su médico sobre su tratamiento.

Además, si usted es muy influenciable, no le recomiendo que lea el prospecto buscando los «posibles» efectos secundarios, interacciones medicamentosas y contraindicaciones. ¿Por qué? Porque es un «documento de obligatoriedad legal», pero con un frecuente efecto indeseable: el miedo a que lo que lee en el prospecto le pueda ocurrir a usted. Es lo que denominamos efecto *nocebo*, es decir, que, por influencia de una sugestión negativa, llegue a atemorizarse o a percibir molestias que no se deben al fármaco, sino al miedo a tomarlo.

A modo de conclusión, espero que esta información le sirva para mejorar el cumplimiento de la pauta de tratamiento prescrita. Y, si conoce los fármacos que son mejores para usted y entiende el motivo de porqué le beneficiarán, habrá dado un gran paso adelante. Si los toma con confianza en la experiencia de su médico y se siente tranquilo y amparado por estar en buenas manos, habrá empezado su mejoría terapéutica.

Pero no basta con medicamentos para la FM. Este es un mensaje clave y reiterado en el libro: «La medicación, por si sola, es insuficiente para curar la FM».

9 Tratamiento (3): psicoterapias antiFM

9.1 La obsesión por no ser una enferma mental: el ejemplo de Silvia

«Estimado Dr.: La alegría que me ha provocado su respuesta es indescriptible. Gracias por hacer que me sienta escuchada. Le comparto que, antes de recibir tratamiento farmacológico, me enviaron a terapia psicológica. En ese tiempo (2012), acudí a psicoterapia para demostrarle a mi médico de familia que no era ni esquizofrénica ni bipolar, como él presumía. Sí de algo estoy segura es de que no soy una enferma mental, que mi FM es real y que las terapias psicológica y/o psiquiátrica son un pilar fundamental en mi recuperación» (Silvia Fragoso, mi canal médico de Youtube, junio de 2017, Mexico).

Esta fue su respuesta después de haberle recomendado buscar apoyo psiquiátrico y psicológico «para hacer un tratamiento completo y causal de su FM». En ella, encuentro 3 errores conceptuales que debo explicar, porque coincide con lo que afirman muchas personas del mundo de la FM. Uno es confundir que tener FM es lo mismo que ser fibromiálgico. Otro es pensar que padecer una enfermedad mental es lo mismo que estar loco. El tercero es pensar que una enfermedad mental «no es real».

Primero. ¿Es lo mismo tener FM que ser fibromiálgico? No. Dependerá de la actitud que adopte. El hecho de que una persona tenga una enfermedad no significa que esta determine como ha de ser la persona. Así, por ejemplo, aunque un joven deportista sufra un accidente y quede parapléjico (paralizado de medio cuerpo para abajo), su mente no está paralizada, de modo que todavía puede escoger entre ser un parapléjico (comportarse como un minusválido) o tener paraplejia pero ser un luchador que decida salir adelante y practicar deporte en silla de ruedas. Lo mismo ocurre con la FM. Que una persona tenga FM no implica que sea fibromiálgica, siempre que decida luchar para que su vida no sea solo la FM.

En otras palabras, su actitud mental es clave para ser lo que usted decida pese a tener esa enfermedad.

Segundo. ¿Están locos todos los enfermos mentales? No, sólo los que padecen un trastorno psicótico (p. ej., esquizofrenia).

La confusión de Silvia está muy generalizada entre los enfermos de

FM: creen que, si el médico dice «usted padece un trastorno mental», es equivalente a decirle «usted está loco». Esa equivocación hace que la gran mayoría repliquen como Silvia: «No, yo no soy una enferma mental». Y añade: «Ni esquizofrénica ni bipolar». Debo aclarar que la locura (pérdida del contacto con la realidad) no tiene nada que ver con la FM. En cambio, sí hay un componente de neurosis, tanto en la personalidad del enfermo como en su historial clínico (neurosis ansiosa y depresiva).

¿Verdad que a nadie se le ocurriría decirle que «usted está loca» por el hecho de que se le haya diagnosticado un trastorno depresivo mayor o una agorafobia con crisis de pánico, que son 2 tipos de trastornos psiquiátricos no psicóticos? Pues de la misma manera, nadie la deberá etiquetar de loca porque se le diagnostique una enfermedad del distrés emocional como la FM (capítulo 6°). No, usted no está loca, pero si padece una enfermedad psiquiátrica, cuyo tratamiento causal será la psicoterapia específica complementada con psicofármacos, como coadyuvantes.

Tercero. ¿Es correcto pensar que un trastorno mental es como tener una enfermedad que no es real? No, en absoluto. Toda enfermedad es real. Silvia, como casi todos los enfermos de FM, está obsesionada con la idea errónea de tener que demostrar que no miente: «Mi FM es real», enfatiza. Con ello, expresa su temor a que piensen que finge o que solo son fantasías o imaginaciones suyas. Y no, no lo son. La constatación de su sufrimiento hace que el buen médico no dude lo más mínimo de su veracidad. No hay duda, su dolencia es real. Sin embargo, no todos los que afirman tener FM son verdaderos enfermos. Hay que erradicar del mundo fibro a los simuladores con fines económicos, que tanto daño han hecho a la imagen de la enfermedad.

Pero lo más importante de la respuesta de Silvia es cuando, pese a lo anterior, reconoce la incuestionable utilidad de la terapia psicológica y psiquiátrica como «un pilar fundamental en mi recuperación». Y esto es lo que demostraré en este capítulo. Mi objetivo es poner en valor la psicoterapia como el enfoque terapéutico causal de la FM. Para ello, analizaremos cuál de las diversas opciones es la mejor.

9.2 Comprender y aceptar la realidad de la FM: el gran logro de Elda

«Ahora estoy destrozada e intentando mejorar por mis 2 niños. Si no, vive Dios que ya habría cometido una locura. Mi psiquiatra hace lo que puede para manejar esto, reconociendo que es normal que esté frustrada. He pasado por todos los estados de ánimo y mi estado cognitivo ha empeorado mucho y, por supuesto, me aterra ir a trabajar porque, como enfermera vocacional, trabajo con personas y nunca me perdonaría un error. Pero mejoraré y seguiré compartiendo su información, doctor, entre amigas, familiares, compañeros de profesión y compañeras de enfermedad. Siento que usted es la única persona que creo que me va a entender. Muchas gracias» (Elda Fernández, mi canal médico de Youtube, agosto de 2017, España).

Lo logrará, sin la menor duda. Elda superará su enfermedad. ¿Por qué? En primer lugar, porque ha asumido que padece un dolor crónico con significativo trasfondo psicológico. Por eso, ha buscado apoyo en su comprensivo psiquiatra y ahora está en buenas manos. En segundo lugar, por haber superado el proceso de aceptación de su FM. Ya sabe lo que debe hacer y ha encontrado la más poderosa motivación que puede tener una madre: «Ahora estoy intentando mejorar por mis 2 niños… Y mejoraré».

Además, Elda, nos describe a la perfección algunos rasgos de la personalidad del enfermo de FM, tales como su conciencia ética y sentido de la responsabilidad profesional: «Me aterra ir a trabajar porque, como enfermera vocacional, trabajo con personas y nunca me perdonaría un error». Las siguientes palabras vienen como anillo al dedo: «Con frecuencia, las personas que sufren de FM tienen una personalidad rígida y perfeccionista. Obsesivas en el cumplimiento de sus tareas dentro y fuera del hogar, ejercen el autosacrificio para atender a sus allegados» (Dr. Manuel Martínez-Lavín, Mexico).

9.3   El poder terapéutico de la palabra: el caso de Loli Pizarro

«Estoy mal de memoria, con muchos dolores y depresión. Y ahora tengo que cuidar de mis padres durante 2 meses. Mi madre sufre alzhéimer y mi padre casi no puede andar. No sé si lo aguantaré, por mis dolores y falta de fuerza para ayudarlos a bañarse, etc. Mis hermanas no me ayudan. Gracias por escucharme, pues quería desahogarme. Discúlpeme si le he molestado» (Loli Pizarro, Facebook, 28 de junio de 2017, Madrid, España).

Escuchar su desahogo es lo único que hice, y Loli me lo agradece, sumida en el dolor y con el estado de ánimo por los suelos.

Tenía la imperiosa necesidad de compartir conmigo su sufrimiento existencial, y una simple muestra de comprensión por mi parte tuvo un efecto ansiolítico y de refuerzo psicológico para sobrellevar sus penas. «Lamento su situación, amiga Loli. Es muy triste. Reciba todo mi apoyo y no deje de luchar. Lo que hace por sus padres la honra. Gracias y ánimos», le escribí. Solo empatía, pero de efecto balsámico.

¿Se imagina su respuesta a mi consolador mensaje? «Muchísimas gracias por las palabras tan bonitas que me dice», me escribió, con emoticonos de aplausos y corazoncitos. ¡Qué fácil es consolar a estos pacientes! Me bastó con reconocer su valía y hacerle ver que no estaba sola. No resolví ninguno de los problemas de su vida, pero sí le envié un soplo de energía para mejorar su tono vital y afrontar las dificultades con un talante más positivo.

¿Cuál es la conclusión? Que la muy tecnológica, pero bastante deshumanizada, Medicina moderna no debe olvidar el mágico poder de la palabra de un médico para aliviar el dolor del enfermo.

Incluso, un atareado médico de urgencias, lidiando con casos de vida o muerte, no debería trivializar el lamento de un enfermo de FM que solicita ayuda por un desbordamiento emocional agudo. A esto se refiere el siguiente testimonio: «Gracias Dr. Pedro. Me acabaron de diagnosticar, pero aquí la asistencia sanitaria es pésima. Lo viví ayer en carne propia. Tuve que ir de emergencia y los médicos me dijeron: "Váyase para casa porque tiene que aprender a vivir con esa enfermedad". ¡Qué tristeza que, aparte del dolor, tengamos el desprecio de la ciencia médica! Es terrible, pues a una le hacen sentirse marginada» (Teresa de Jesús Tapias, mi canal médico de Youtube en octubre de 2017).

9.4 Camino de la curación: el testimonio de Nisica

«Buenos días a todos en el grupo. Llevo 3 semanas leyendo todo lo que comenta el Dr. Castillo y, como él dice, a mí lo que me ha ido bien ha sido, en primer lugar, aceptar la enfermedad y, en segundo lugar, no dejar de hacer ejercicio, aunque sea caminar un poco. También voy de vez en cuando a hablar con un psiquiatra, que ya no me medica. Es verdad que también he tenido la suerte de tener un apoyo muy grande de mi marido, y eso es fundamental. Ahora estoy en manos de un reumatólogo que me gusta mucho y me comenta que siga como voy. Os deseo mucho ánimo, y yo estoy disponible por si alguna persona quiere información sobre como lo estoy llevando. Un abrazo» (Nisica, mensaje en Facebook, 29 de abril de 2017).

Debo resaltar que todo lo que hace Nisica acaba actuando sobre la causa profunda de la FM: el distrés psíquico (capítulo 5º) o incapacidad de gestionar el estrés, en el sentido en que lo describe el Dr. Manuel Martínez-Lavín: «Es evidente que el desarrollo de la FM se asocia a agentes estresantes. El estrés es cualquier estímulo, ya sea físico o emocional, que atenta contra la homeostasis o equilibrio del organismo. El distrés, acuñado por el Dr. Selye, es la respuesta desadaptada al estrés».

Pues bien, de su testimonio se deduce una vía de resolución de su distrés causal de la FM, esto es, un camino directo a la curación. Su respuesta a los factores estresantes que desencadenaron su FM ya es adaptada, ya se ha normalizado. ¿Cómo lo ha conseguido? La clave está en que se ha beneficiado de un abordaje integral de su patología y ha sido multidisciplinar, porque ha implicado nada menos que a 7 protagonistas.

La enferma.

La primera responsable de su mejoría ha sido ella misma, con su reconocimiento de la causa y su actitud positiva: «Aceptar la enfermedad», nos dice. Es una proclama contra las actitudes catastrofistas de bastantes enfermos, que son, por cierto, los que tienen peor pronóstico.

Su marido.

El segundo personaje clave ha sido su comprensiva pareja: «He tenido la suerte de tener un apoyo muy grande de mi marido y eso es fundamental», escribe. Es como una psicoterapia doméstica.

La actividad física.

Suave o moderada, es la tercera protagonista, una amiga de las endorfinas y la sensación de bienestar. Es una sanadora de la máxima valía. Nos lo aconseja convencida: «No dejar de hacer ejercicio, aunque sea caminar un poco». Por algo será que tiene la máxima recomendación terapéutica en la FM (grado A).

El psiquiatra o psicólogo.

El cuarto actor en escena es el experto en la mente humana. Utilizó psicofármacos al inicio y ahora se limita a una sencilla psicoterapia de mantenimiento: «Voy de vez en cuando a hablar con un psiquiatra, que ya no me medica», nos dice.

El reumatólogo.

El quinto artífice de la buena evolución es el experto en FM y dolor crónico. Fue quien la diagnosticó y recetó el tratamiento neuromodulador y analgésico, con empatía y eficiencia. «Me gusta mucho y me comenta que siga como voy», explica ella.

La información sobre la FM.

Ya ha remarcado su importancia. «Llevo 3 semanas leyendo todo lo que comenta el Dr. Castillo y, como él dice, a mí lo que me ha ido bien ha sido…», evoca agradeciendo mi actividad divulgadora.

El grupo de ayuda y apoyo.

El séptimo cielo es su ofrecimiento solidario a los demás. «Yo estoy disponible por si alguna persona quiere información sobre como lo estoy llevando», concluye sobre tan reconfortante actividad. Y es que compartir su experiencia, con el solo fin de ayudar a otros, le produce un gran beneficio emocional.

Es el colofón final a su alentadora historia, fiel reflejo de que «curarse es posible», el lema de este libro. Ante ello, mi respuesta no podía ser otra: «La felicito por su mensaje, que sintetiza el tratamiento completo de la FM y que, como en su caso, debe empezar con una buena actitud del enfermo, tras ser bien informado por su médico. Le auguro una excelente evolución».

9.5 Del fracaso terapéutico a la esperanza: el caso de Ana Roxana

«Hace 4 años, me diagnosticaron FM. Estoy tomando duloxetina, pregabalina, tramadol (en caso de mucho dolor), paracetamol y amitriptilina de noche. No obstante, los dolores son muchos, no puedo dormir y en el día estoy cansada. Al caminar, me duelen la cadera y los pies, como si las plantas de los pies estuvieran quebradas. Mi genio es insoportable y estoy muy llorona. Mi doctor de cabecera no escucha mis dolencias y me dice que voy bien y que tengo que aprender a vivir con el dolor. Pero yo… ¡no puedo! No sé qué hacer. ¿Usted me puede ayudar?» (Ana Roxana Jara, mi foro en Facebook, 7 agosto de 2017, Chile).

¿Cómo es posible que, estando tratada con esos 5 medicamentos, no haya mejorado? Suponiendo que esté tomando la dosis correcta de cada uno de ellos y durante todo el tiempo pautado por su médico, dicha falta de respuesta a los psicofármacos y analgésicos solo puede explicarse por 3 motivos.

Motivo 1 del fracaso terapéutico: no ganarse la confianza del enfermo. Su médico de familia no le presta atención («no escucha mis dolencias», nos dice Ana) y tampoco es sincero («y me dice que voy bien»), lo cual ella percibe como que se desentiende de su problema. Suelo decir que «el abrazo es el mejor ansiolítico» y, en este caso, también debo recalcar que «la fe en su médico es el primer paso para el éxito del tratamiento».

Motivo 2 del fracaso terapéutico: prescribir sólo medicamentos. Es demasiado habitual que el médico recurra a lo fácil, recetar fármacos, pensando que así adormecerá el dolor del enfermo. Pero no ha funcionado. ¿Por qué? La farmacoterapia antiFM es solo el segundo paso del tratamiento, con el que se consigue reequilibrar la neurobioquímica cerebral y la neurofisiología alterada. Pero esto no es suficiente para curar la FM. ¿Qué falta?

Motivo 3 del fracaso terapéutico: no tratar la causa psicológica. El enfermo debe ser capacitado para resolver los conflictos emocionales que le han llevado al desbordamiento, al distrés emocional. ¿Cómo conseguirlo? Con la psicoterapia, que es el tercer paso cronológico para curar al enfermo. En efecto, mientras que los fármacos preparan al paciente durante la fase inicial del tratamiento (para que se encuentre con menos dolor, ansiedad y decaimiento), la posterior psicoterapia debe restaurar su psiquismo, enseñándole a responder de forma adecuada al estrés y a redefinir su estilo de vida.

Por otra parte, no va mal encaminado el médico cuando le dice: «Tiene usted que aprender a convivir con el dolor». Entonces, ¿Dónde está el fallo? En que se lo dice como si se lo echara en cara, ya que no le recomienda el apoyo profesional de un psicólogo o, como mínimo, unos consejos de autoayuda. Comete el error de esperar que Ana Roxana lo resuelva por sí misma. Y esta se ve impotente. «Pero yo… ¡no puedo! No sé qué hacer», se queja. Y es entonces cuando ve en mí al médico que la escucha y la comprende. «¿Usted me puede ayudar?», me pregunta, o más bien me suplica, en su búsqueda desesperada de una solución.

¿Y qué le podía ofrecer yo? «Lo único que le falta es lo esencial para usted. Le ruego que le pregunte a su médico por un psicólogo experto en su zona de residencia, para que la trate con sesiones de psicoterapia cognitiva-conductual. En su caso, es necesario, porque su respuesta a los psicofármacos ha sido insuficiente, si bien debe seguir tomándolos por un tiempo para que su bioquímica cerebral se normalice y, así, pueda obtener el máximo beneficio del psicólogo. Si su médico de cabecera le facilita el acceso a un psicoterapeuta, todo le irá mucho mejor».

Dicho de otra manera, «Los fármacos neuromoduladores reajustarán el desequilibrio de sus neurotransmisores cerebrales, pero la psicoterapia cognitiva reajustará los procesos mentales alterados, por lo que su combinación es necesaria para curarse», le aclaré.

¿Se puede conseguir la curación de la FM?

«Los resultados sugieren que las intervenciones psicológicas para la FM son prometedoras, en comparación con el efecto a corto plazo que se obtiene con el tratamiento farmacológico» (Informe AQuAS, actualización de 2017).

El progreso de la ciencia médica requiere tiempo y prudencia. Por eso, este Informe del consenso de expertos habla en términos de resultados prometedores. Sin embargo, yo me encuentro entre la investigación y el enfermo de FM, por lo que mi objetivo es trasladar a este los progresos médicos sin pérdida de tiempo, ya que su sufrimiento precisa más de lo que está recibiendo. ¿Qué quiero decir con esto? Que sí, que hay pacientes que se curan y que, si usted tiene FM, también podría ser uno de ellos. ¿Cómo? Puesto que la respuesta dependerá de la correcta aplicación de los tratamientos que describiré en los siguientes capítulos, debo aguardar al final del libro (epílogo) para explicárselo con detalle.

9.6 El tratamiento causal de la FM: la terapia cognitivo-conductual (TCC)

Mi tesis es que la FM es una enfermedad de causa psicológica pero de sintomatología mixta: física y mental. Su gran complejidad clínica se basa en que el paciente responde al distrés emocional con la totalidad de su ser, dando lugar a una reacción en cadena generadora del síndrome fibromiálgico (síntomas físicos, emocionales, cognitivos, de actitud y comportamiento). Por lo tanto, el verdadero tratamiento causal de la FM será aquella terapia cuyo mecanismo de acción consista en normalizar los esquemas mentales alterados de la percepción, actitud y conducta.

Pues bien, en la ciencia médica, sólo hay un modelo terapéutico capaz de actuar reestructurando procesos emocionales y cognitivos trastornados: la «terapia cognitivo conductual» (TCC). Tanto es así que, desde su versión más profesional (con el psicólogo clínico) a la más doméstica (consejos de autoayuda), resulta «imprescindible» en el tratamiento de la FM.

De hecho, así lo expresó el Ministerio de Sanidad de España en su Documento de Consenso sobre FM, en 2011 (vigente en 2017): «La TCC juega un papel clave en el tratamiento del paciente con FM en los grados de afectación moderada y grave. Hay fuerte evidencia sobre su efecto beneficioso sobre el control del dolor, malestar físico y el estado de ánimo (Grado A, máxima recomendación)».

¿Qué síntomas y problemas de la FM mejoran más con la TCC a medio y largo plazo?
- Dolor. Disminuye la percepción del dolor y mejora el comportamiento relacionado con él. Los efectos se observan en, al menos, un 50% de los enfermos y se mantienen de 6 a 24 meses después de finalizar la TCC.
- Estado de ánimo. Con especial reducción de las emociones negativas (p. ej., el pesimismo y el catastrofismo).
- Insomnio.
- Limitación funcional global.

¿Cuáles son los fundamentos de la TCC? Se basa en la idea de que las percepciones que tiene el individuo sobre sí mismo y sobre su entorno afectan a sus emociones y a su comportamiento. En el caso de la FM, el objetivo de la psicoterapia es modificar la percepción que se tiene del dolor, para poder adoptar una actitud más positiva frente a la enfermedad. En la práctica, se realizan sesiones semanales de unas 2 horas de duración, en grupo, y planteando estrategias útiles para abordar los diversos problemas de la FM.

Los estudios pioneros del Dr. McCracken (2005) sobre los factores mentales predictivos de buen o mal pronóstico en la FM demostraron que los pacientes con dolor crónico mejoraban más si aprendían a aceptar y convivir con él. Esto significaba que, incluso necesitando tomar menos medicación, mejoraban más su funcionamiento emocional, físico, social y laboral. Y, por el contrario, los enfermos que se obsesionaban con evitar o suprimir por completo su dolor crónico eran los que evolucionaban peor. Es el mito de que «los médicos investiguen para sacar algo —en referencia a un remedio casi mágico— que cure la FM».

Estos hallazgos llevaron a plantear intervenciones psicológicas sobre estos pacientes, con técnicas que les facilitaran el aprendizaje de estrategias y habilidades para aceptar el dolor crónico en vez de tratar de evitarlo, cambiarlo, reducirlo o eliminarlo por completo, lo cual es imposible la mayoría de las veces.

El postulado central de la terapia cognitiva (TC) es que «las personas sufren por la interpretación que realizan de los sucesos que les ocurren y no por estos en sí mismos. Por consiguiente, durante el proceso terapéutico cognitivo, se busca que el paciente razone sobre los hechos traumatizantes y encuentre interpretaciones más ponderadas y adaptativas» (Dr. Ricardo Rodríguez Biglieri, Director del Instituto de TCC, 2011, Buenos Aires, Argentina).

A su vez, la terapia cognitivo-conductual (TCC) es un tipo de enfoque de la terapia cognitiva, que se basa en la vinculación entre el pensamiento y el comportamiento, de modo que la conducta humana es aprendida, pero formando relaciones de significado (esquemas cognitivos) que son personales para cada persona. Asimismo, todos estos universos de la mente, los cognitivos (pensamientos), afectivos (sentimientos) y conductuales (actos) están interrelacionados, de modo que un cambio en uno de ellos afecta a los otros.

Lo que la TCC enseña al paciente FM y sus técnicas

El objetivo es que el paciente tenga el autocontrol de su vida, manteniendo la mayor actividad posible. Para ello, los programas cognitivo-conductuales incluyen una parte educativa (conceptual) y otra de entrenamiento (práctica) en la adquisición de habilidades de afrontamiento del dolor y sus consecuencias.

¿Qué se le enseña al paciente en la parte psicoeducativa?
- Asumir que él mismo debe ser el motor de su propio cambio.
- Saber que contará con la ayuda médica y psicológica necesaria para conseguirlo.
- Reducir su ansiedad al enfrentarse al conflicto desencadenante de la FM, con lo que sabrá manejarlo de forma más eficaz.
- Ajustar sus expectativas de mejora a su situación personal en los 4 ámbitos: individual, familiar, social y laboral.
- Ajustar su propia intervención (autoayuda) según sus posibilidades reales de actuar frente al conflicto vital que sufre.

¿Qué se le enseña al paciente en la parte práctica? A mejorar las siguientes áreas de la globalidad del enfermo, para lo que se usan técnicas específicas, de las que citamos algunos ejemplos.
- Reducir los síntomas de hipersensibilidad al dolor y de tensión muscular. ¿Cómo?
  o Biofeedback.
  o Relajación.
- Identificar sus creencias irracionales y modificarlas mediante la incorporación de pensamientos adaptativos y de afrontamiento ¿Cómo?
  o Técnicas de reestructuración cognitiva.
  o Autoinstrucciones.
- Normalizar su actividad en la vida cotidiana ¿Cómo?
  o Jerarquización de actividades por grados de dificultad.
  o Utilización de contratos conductuales.
  o Programas de refuerzo y extinción de conductas
- Incorporar nuevas formas de manejo del problema y de relación con su entorno afectivo y social ¿Cómo?
  o Técnica de exposición y afrontamiento (resolución) de problemas.
  o Entrenamiento asertivo.

¿Por qué es necesaria una psicoterapia personalizada? Debido al distinto mecanismo de acción de cada una de estas técnicas, según sean los síntomas predominantes en cada enfermo, se obtendrán mejores resultados con unas técnicas que con otras. Por eso, la primera tarea de cualquier especialista en TCC será buscar la combinación de las mismas que mejor se adapte a las peculiaridades de cada paciente.

¿Cuándo se considerará que la TCC ha dado resultado? Cuando haya evidencias de que el cambio conseguido, en la percepción errónea y el comportamiento perjudicial del enfermo ante dolor crónico, está ya arraigado en él, esto es, incorporado en sus automatismos mentales, de modo que no precise más ayuda terapéutica, por el momento.

¿Qué factores determinan la eficacia de la TCC? Como es lógico, los mejores resultados se obtendrán cuanto mayor sea la experiencia del psicoterapeuta, cuanto mejor se seleccionen las técnicas para cada tipo de paciente y cuanto más adecuado sea el número y contenido de las sesiones de tratamiento. Además, de todas las técnicas psicoterapéuticas, la TCC es la más eficaz en la reducción de la intensidad del dolor.

¿Es más cara la TCC que la farmacoterapia? Incluso, para el sistema sanitario, «un estudio demostró que la TCC es más costo-efectiva que la combinación de pregabalina y duloxetina» (Informe AQuAS, 2017, Barcelona. España).

9.7 Técnicas de relajación y de meditación

> «En 10 estudios clínicos de calidad sobre métodos de relajación para la FM, ninguna de las técnicas de forma aislada demostró mejorías significativas sobre el grupo control (sin relajación). Estos métodos, si se usan de forma aislada y con el único objetivo de controlar el dolor, no han demostrado eficacia (Grado B)» (Ministerio de Sanidad, Documento de Consenso sobre FM, 2011, España).

No obstante, ¿pueden ser útiles como complementos de la TCC para la FM? Por supuesto que sí. Debo aclarar que el dictamen del Ministerio no excluye que las técnicas que vamos a describir sí puedan ser beneficiosas en algunos pacientes, cuando se apliquen como coadyuvantes del tratamiento recomendado con máximo grado (A) para el dolor. Lo importante es que no pretendan sustituirlo, ya que no son una alternativa a este, sino solo un potencial refuerzo.

Técnicas de relajación

Es cualquier método que ayuda a una persona a reducir su estrés, expresado como ansiedad, nerviosismo o ira. Se alcanza así un estado de distensión, con sensación de calma y bienestar. Estas técnicas forman parte de cualquier programa de reducción de estrés, por lo que, en teoría, podrían ser beneficiosas contra el mecanismo desencadenante de la FM sobre el estrés psicofísico (la «concausa 2», explicada en el capítulo 6º).

Entrenamiento autógeno de Schultz

Se basa en la concentración pasiva en sensaciones físicas. Su punto de partida fue el descubrimiento de que, con el poder de su imaginación, si una persona, por ejemplo, se concentra e imagina un intenso calor en sus brazos, puede llegar a medirse un aumento real de su temperatura en ellos, debido al aumento de su riego sanguíneo. Como en el estado de relajación profunda conseguido con el entrenamiento autógeno se está sensible a la autosugestión, se ha utilizado para trastornos psicosomáticos inducidos por el estrés.

Técnica de relajación y desensibilización sistemática de Jacobson
Es otro método de relajación profunda, que se usa para desensibilizar las fobias. Consiste en la exposición progresiva del enfermo a situaciones que le son muy estresantes, de manera que durante la sesión, en pleno relax, la propia relajación va inhibiendo la respuesta de ansiedad (pánico) provocada por el estrés. Haciendo un símil, sería como la vacunación en el campo de las infecciones y las alergias. De ahí el nombre: desensibilización (reduce la hipersensiblidad).

Biofeedback
De acuerdo con lo explicado en el capítulo 6° sobre el sistema nervioso autónomo (SNA), el biofeedback hace posible lo que allí decía que no ocurría en condiciones normales: que una persona tenga consciencia de funciones biológicas que no suele percibir (p. ej., el latido cardíaco). Para controlar esas funciones imperceptibles, la técnica emplea un sistema de retroinformación biológica (este es el significado del nombre en inglés), que informa a la persona sobre el estado de la función que se desea controlar de manera voluntaria. El paciente recibe esa información como estímulos visuales o auditivos que le indican si dicha respuesta fisiológica aumenta o disminuye. Este método de autocontrol se emplea sobre todo en el tratamiento de la ansiedad y el insomnio.

Hipnosis clínica
«A pesar de algunos resultados positivos (en 2 estudios clínicos controlados), no hay todavía suficiente evidencia científica para recomendar la hipnosis (Grado D)» (Ministerio de Sanidad, 2011, España).
La sugestión hipnótica es un estado de conciencia inducido por un hipnotizador, que transmite una serie de instrucciones al enfermo con el propósito de dirigir su subconsciente hacia la modificación de percepciones y actitudes erróneas respecto de su dolencia. Es, pues, una técnica de sugestión, que se ha estudiado para reducir la sobreingesta en personas obesas, controlar fobias y reducir el dolor. A priori parece razonable, pero en la práctica ¿es eficaz en la FM? No está demostrado. Un motivo es que la FM no es solo dolor físico, por lo que la hipnoterapia analgésica no solucionará el problema de base. Otro es que sus resultados solo son transitorios, de modo que

el dolor reaparece al poco tiempo.

Se ha propuesto como coadyuvante de la TCC. «En mi caso tuve un maravilloso especialista que no se centró solo en aliviar el dolor, sino en solucionar los problemas que me provocaban estrés. Escuchando en estado de hipnosis las instrucciones del especialista, solucioné problemas conceptuales sobre mí misma y mi entorno. Lo más importante fue aprender que podía estar consciente sin sentir ningún dolor, que podía bajar de mi habitual estado de máxima alerta y distrés y que poco a poco mi cuerpo empezaba a hacerlo. Con las 5 sesiones de hipnosis, el psiquiatra me redujo la medicación a una cuarta parte. Y aprendí que mi cuerpo podía funcionar de otro modo mejor» (Alicia Pérez, testimonio personal 30 diciembre de 2017, Valencia, España).

Técnicas de meditación de procedencia oriental

Un enfermo de FM no debe esperar resultados mágicos de ninguna de estas 3 técnicas del extremo oriente. De su posible efecto de bienestar en algunos pacientes con FM, no deberá deducirse un efecto terapéutico generalizable a la mayoría. Por último, nunca deberán reemplazar el tratamiento recomendado para la FM y basado en la evidencia.

Según el Dr. Manuel Martínez-Lavín, «Los esfuerzos terapéuticos deben estar encaminados a equilibrar la hiperactividad del sistema nervioso autónomo mediante un tratamiento integral, en base al entendimiento del trastorno, disciplinas psicológicas de relajación y con ejercicios que disminuyan el tono simpático (aquí las técnicas orientales de Tai Chi y similares son útiles)». En lo referente a esto último y a la espera de más estudios de calidad, moderaría su valoración con un más prudente «podrían ser». Es solo cuestión de aportar la evidencia de la prueba científica. Eso no quiere decir que no puedan ser beneficiosas en ciertos pacientes, gracias a su efecto relajante.

- Reiki
  - o «Todavía no se ha demostrado la eficacia del Reiki en el tratamiento de la FM (Grado C)».
  - o Es una pseudociencia porque no hay pruebas de que exista la energía universal curativa (reiki) que preconiza. Es solo un dogma de fe, un credo.
  - o La Sociedad Americana del Cáncer advierte que el reiki no debe ser usado como sustituto del tratamiento

recomendado para una enfermedad.

¿Qué opina la creencia y qué afirma la ciencia? Originario de Japón (1922), es un acto de creer que, a través de la imposición de manos (toque terapéutico), se transfiere desde las palmas una energía universal (reiki) hacia el enfermo y que promovería la curación emocional o física. Por el contrario, ninguna investigación clínica ha demostrado que el reiki sea efectivo en ninguna enfermedad. En el caso de la FM, un estudio de calidad evaluó la aplicación de reiki por un maestro oficial en comparación con un programa simulado por un actor. ¿Resultados? En ninguno de ambos grupos se obtuvo mejoría alguna.

- Taichi
  - o «Todavía no se ha demostrado la eficacia del Taichi Yang (meditación en movimiento) en el tratamiento de la FM (Grado D)».
  - o Más que el tratamiento de una enfermedad, es tan solo una técnica para mejorar la calidad de vida de personas sanas.

En los parques de las ciudades chinas, se puede observar a miles de personas ejercitando unos movimientos lentos y fluidos. Nos dan la impresión de armonía y bienestar. Están practicando esta técnica asiática de meditación en movimiento, que parece mejorar su calidad de vida física y mental. Para la FM, hay un estudio clínico (durante 6 meses) que sugiere que «el Taichi podría ofrecer beneficios, consistentes en mejoría significativa del estado de ánimo, el sueño y la actividad cotidiana, lo cual no ocurría en el grupo control, solo con estiramientos» (Dr. C. Wang, N. Engl., J. Med., 2010, EE. UU.).

Son necesarias más investigaciones para poder lograr una recomendación médica.

- Chi kung (qigong)
  - o «Todavía no se ha demostrado su eficacia en el tratamiento de la FM (Grado D)» (Ministerio de Sanidad (España 2011).
  - o Esta técnica de meditación con movimientos es más un hábito chino de vida saludable que una terapéutica curativa de enfermedades.

Según las tradiciones budista y taoísta, este método posee una finalidad espiritual: alcanzar la iluminación o budeidad. Su práctica implica la mente, la respiración y el ejercicio físico y se realiza como un estilo de vida para gozar de buena salud. No obstante, en algunos casos, la medicina tradicional china lo recomienda con un fin terapéutico específico.

Para la FM, hay un estudio clínico (128 pacientes) que no encontró diferencias significativas a favor del Qi-Gong en comparación con el grupo control (solo recibió formación sobre la enfermedad), si bien en ambos casos se redujo el dolor, la depresión y la limitación funcional. Para empezar, ya es algo positivo, pero hace falta más evidencia para poder ser recomendado como terapia.

9.8   Una terapia cognitiva de moda: mindfulness

«Una de estas intervenciones terapéuticas basadas en la aceptación del dolor crónico en la FM, entendida como un complemento terapéutico y no como sustituto del tratamiento recomendado, es el Programa de reducción del estrés basado en la atención plena (REBAP), destinado a pacientes con dolor crónico y/o expuestos al estrés. Se considera que sus estudios avalan su eficacia» (Dra. Marta Parra Delgado, Tesis doctoral: eficacia de la terapia cognitiva basada en la conciencia plena —mindfulness— en pacientes con FM, Albacete).

El mindfulness (atención plena o plenitud mental) tiene sus raíces en las enseñanzas del budismo. Es la conciencia plena de la meditación budista. Como concepto psicológico, surgió en la Facultad de Medicina de la Universidad de Massachusetts (EE. UU.), de la mano del Dr. Jon Kabat-Zinn (1982). Su propósito es mejorar el bienestar físico y emocional de las personas e, incluso, aliviar el dolor, por lo que ha sido investigado en la FM.

¿Cómo lo consigue? «Básicamente, implica concentrarse en el presente sin emitir ningún juicio. Para muchos enfermos de FM, el primer impulso ante el dolor es tratar de alejarlo de cualquier forma. Sin embargo, en el caso de la atención plena, para controlar el dolor, lo que se busca es acercarse a la sensación y aprender a conocerla. Esto se hace preguntándose, p. ej., ¿cómo puedo describir esa sensación?, ¿dónde empieza?, ¿cambia con el tiempo? La idea es enfocarse en el presente, evitando preocupaciones pasadas y temores futuros», explica la neuróloga Dra. Sara Lazar (EE. UU.).

El punto de partida del mindfulness es el modelo de la autorregulación de los organismos, según el cual estos mantienen su equilibrio interno y se adaptan a las nuevas circunstancias gracias a su capacidad de autocontrolarse, mediante circuitos de retroinformación (*feedback*) entre determinados sistemas y funciones. Su postulado es sencillo: cuando se produce una desconexión entre esos circuitos, el organismo sufre un desorden que no puede resolver, lo que se traduce en la enfermedad. Pero lo complejo es identificar a qué circuitos de *feedback* nos estamos refiriendo. Este es el papel de las Ciencias de la Salud, descrito en el capítulo 6°.

Dada la visión que el mindfulness hace del problema de la FM, es muy razonable que los expertos en terapia cognitiva basada en la conciencia plena (TCBCP) centren su beneficio no en la total desaparición del dolor, sino en «ayudar al enfermo a desarrollar un estilo de vida basado en su autorregulación de la percepción de su dolor», como expone la psicóloga Dra. Parra. Asimismo, considera muy útil «que el mindfulness propicie un cambio de valores del paciente hacia la aceptación y evitando el juicio devaluatorio de uno mismo o por parte de su entorno social». Esto es, modular el dolor, aceptarlo y no sentirse inútil.

En cuanto a la aplicación del mindfulness en la FM, el estudio pionero del Dr. Quintana y Dr. Rincón (2011) demostró su utilidad, ya que «redujo la intensidad del dolor, mejoró los síntomas depresivos y, en suma, propició una significativa mejora de su calidad de vida». No fueron idénticos los resultados del estudio de la tesis doctoral, en colaboración con la Asociación de Fibromialgia de Almansa (Afibroal): «La TCBCP tiene un efecto significativo en la mejora de los síntomas depresivos y ansiosos, así como en la percepción de la calidad de vida». Pero ¿y el dolor? «La TCBCP no ha mejorado, de manera significativa, la intensidad de dolor en diferentes partes del cuerpo».

Teniendo en cuenta la limitación de este estudio a solo 34 pacientes (poco representativo de la población con FM), la ausencia de efecto favorable sobre el síntoma capital de la FM (el dolor musculoesquelético), así como su beneficio más circunscrito al área de los trastornos afectivos (depresión y ansiedad), y basándome en la evidencia científica disponible, mi conclusión es la siguiente:

Mindfulness

- Se necesitan más estudios clínicos de calidad antes de que las autoridades puedan recomendar el mindfulness como terapéutica relevante para la FM.
- Esto no quiere decir que el mindfulness no pueda ser un buen complemento de las terapias de referencia recomendadas en la FM.
- Los pacientes que más se podrían beneficiar del mindfulness serían los de FM de tipo depresivo somatizador (tipo III). Sugiero enfocar en ellos los futuros estudios clínicos con esta técnica.

- Estando el mindfulness limitado a lo cognitivo, se explica que, por ahora, haya sido menos eficaz para la FM que las psicoterapias cognitivo-conductuales (TCC), que son más completas, por lo que estas son las más recomendadas.

Sin embargo, debo comentar la positiva experiencia de una de las lectoras críticas de este capítulo. Se refiere a una variante cognitivo-conductual del mindfulness: «Recibimos clases teóricas sobre el origen del estrés como respuesta a un peligro inminente, así como del efecto patológico del estrés prolongado, por mantenernos en constante estado de alerta. Luego realizamos ejercicios de meditación (conocimiento del propio cuerpo), así como prácticas de solución de problemas, pasando de estar a todas horas rumiando sobre ellos a imaginar pensamientos alegres. Se consigue un cambio de actitud ante la vida, un existir diferente, abierto a lo positivo y sin exceso de futuro ni de pasado. No reduce el dolor, es mejor, te cambia la vida, las prioridades y te enseña a estar en paz. Es, en el fondo, lo mismo que he leído de usted sobre la TTC» (Alicia Pérez, comunicación personal, 2017, Valencia).

9.9 Conviviendo con la FM: 5 técnicas de autoayuda en casa

Una cosa es el empleo de las psicoterapias curativas como tratamientos profesionales de la FM y otra diferente es el uso de las técnicas de autoayuda como coadyuvantes o complementarias en la solución del problema. Nos referimos a la ayuda que una persona se presta a sí misma para superar una situación personal que le afecta psicológicamente.

Siempre que sea posible, se aplicarán ambas, pero no es infrecuente que el enfermo no tenga acceso a la consulta de un psicólogo clínico, bien porque su sistema sanitario no le ofrece esa posibilidad, bien porque el paciente no dispone de recursos para pagar sus servicios si es en régimen privado.

¿Qué podemos hacer por los enfermos que no tienen la posibilidad de acudir a un psicólogo? ¿Quién puede ayudarles? Ellos mismos. ¿Cómo? Con la autoayuda, de forma sencilla y sin ningún coste. A ellos, sobre todo, van dirigidas las siguientes recomendaciones de la prestigiosa Facultad de Medicina de Harvard (Boston, EE. UU.), divulgadas en un artículo titulado *5 métodos para controlar el dolor con la mente* (Redacción de BBC Mundo, octubre de 2016).

A diferencia de lo expuesto hasta ahora, basado en la posibilidad de que el paciente tenga acceso a un psicoterapeuta (público o privado), las 5 técnicas que siguen son útiles para ser aplicadas a modo de autoayuda doméstica. El objetivo es paliar el dolor de la FM con lo que todos tenemos disponible en cualquier momento: nuestra mente. Para ello, he adaptado a mi criterio la descripción leída en el mencionado artículo.

Autoayuda con la respiración profunda

Es la versión ampliada y consciente de lo que siempre hacemos como un reflejo, cuando nos sentimos angustiados: el suspiro. La diferencia es que con este expulsamos el aire bruscamente, para una descarga súbita de la tensión acumulada, mientras que con la respiración lenta y profunda buscamos una relajación más duradera. Simbólicamente, la entrada del aire será como un soplo de aire fresco, mientras que la exhalación será como la expulsión de nuestro interior de todo lo que nos perjudica.

¿Cómo hacerlo? Inhale profundamente (con la nariz) durante unos segundos. Luego, contenga el aire en sus pulmones expandidos; en esta fase, percibirá una sensación de plenitud. Acto seguido, exhale despacio (saque el aire con lentitud). Para ayudar a mantener su concentración y el ritmo de la respiración, puede utilizar palabras o frases evocadoras (p. ej.: cada vez que inhale, dígase algo como «Hola, relajación», y cada vez que exhale piense «Adiós, negatividad».

Autoayuda con la relajación profunda

Aplicado para la FM, esta sería una opción. Cierre los ojos y focalice su atención en los músculos del cuerpo, relajándolos. Luego, preste atención exclusiva a su respiración. Concéntrese solo en hacer respiraciones profundas. Si pierde la concentración, dígase a sí mismo una palabra (p. ej., respirar) para volver a centrarse en la respiración. Cuando llegue al estado de relajación profunda, manténgase en él durante unos 15 minutos. A continuación, ya puede regresar a sus pensamientos, abra los ojos y percibirá el bienestar de este gran antídoto para el estrés.

Autoayuda con la visualización y meditación

¿Cómo hacerlo? Prepare un ambiente de total relajación, sin nada que le distraiga y mejor con música suave de fondo, que le facilite alcanzar un estado de calma y tranquilidad. Para ello, siga la técnica de la respiración profunda. Alcanzado el estado de relajación profunda, viene la fase de visualización: piense en un lugar que le aporte paz y bienestar (p. ej., una playa con el sonido de las olas o en pájaros cantando en un paisaje bucólico). También imagínese que está recibiendo ayuda para su sufrimiento. Luego, en la fase de meditación, reflexione sobre ello y dese cuenta de que puede sentirse como si estuviera allí con su imaginación. Si se distrae y empieza a pensar en otras cosas, vuelva a la imagen que le evoca esa sensación de felicidad.

Autoayuda con la concentración en lo gratificante y positivo

El objetivo es que usted no vea solo el lado negativo de lo que le ocurre a su alrededor, sino el positivo; que no se sienta impotente, sino capaz, que no se diga a sí mismo que no tiene fuerzas; sino que las saca de su interior, porque usted tiene una vida más allá del dolor. Como dice la Dra. Ellen Slawsby (profesora de Psiquiatría en Harvard): «Cuando la persona no se encuentra bien, suele pensar solo en lo que no puede hacer. Por lo tanto, si dirige su atención a lo que sí se puede hacer, eso le ayudará a dejar de pensar en el dolor. Concentrarse en una actividad que le complazca, le tendrá distraído y puede aliviar su dolencia».

¿Cómo hacerlo? «Escoja una actividad tranquila, cualquier afición reconfortante, con la que disfruta mucho (p. ej., leer, pasear, la naturaleza, cocinar, manualidades, el arte o cualquier otro hobby en solitario). Concéntrese en lo que hace y preste atención a los más mínimos detalles, notando como sus sentidos reaccionan y las sanadoras sensaciones que percibe».

Autoayuda con un minimindfulness proactivo

Le propongo lo siguiente. Concéntrese en su dolor como si lo observara desde fuera. No lo rechace. No vea el dolor como su enemigo, porque su sabio organismo lo usa como una señal de alerta para que usted sepa que ha de protegerse de una amenaza. Su dolor es su aliado, porque le avisa de que algo no funciona bien en su organismo. A veces, como en el caso de la FM, su sistema nervioso, y sin que usted se dé cuenta, intensifica los mecanismos del dolor y hace que usted lo sienta con fuerza, para recordarle que debe poner remedio a lo que tanto le estresa. Ahora que usted lo sabe, ordene a su cerebro que no le haga sentir tanto dolor porque ya no es necesario, ya que es consciente de su problema y ha decidido que va a solucionarlo poco a poco pero con firmeza.

9.10 Superando la FM: 8 consejos de autoayuda

> «Para ayudarle a sentirse mejor, manténgase activo, ordene sus tareas, piense de forma realista, procure no fijar su atención en el dolor, busque alternativas a las situaciones que agravan el dolor, no se sienta culpable, y comunique sus logros» (Ministerio de Sanidad, Política social e Igualdad Consenso sobre FM, 2011, España).

En su Anexo 11 (Consejos para el autocuidado a personas con FM), describía 7 recomendaciones que he adaptado a los efectos de un libro práctico para los enfermos. Para cada una, analizaré el motivo de su importancia y lo que ha de hacer el paciente.

Manténgase activo física y mentalmente

¿Por qué? Tenga en cuenta que el reposo absoluto o la inactividad excesiva sólo son eficaces en el dolor agudo (p. ej., por un traumatismo). En cambio, en el dolor crónico de la FM empeorarán su estado clínico. En el capítulo 10º, veremos que el ejercicio físico suave pero continuado es uno de los tratamientos más beneficiosos para la FM.

¿Qué hacer? No se quede en casa todo el día y salga aunque solo sean 10 minutos. Si tiene obligaciones laborales o domésticas, organice bien su tiempo de actividad e incluya breves descansos (unos 5 minutos) después de realizar un trabajo sedentario o repetitivo. Si tiene aficiones que le resulten agradables, adáptelas a su situación actual de forma que pueda practicarlas pese a su dolor.

Póngase metas y planifique sus tareas y actividades diarias

¿Por qué? La FM ha roto los esquemas de su vida, y usted ha de combatirla volviendo a poner orden en la misma. Ante el caos de la FM, se impone la armonía de quien establece sus prioridades y con perseverancia se dedica a conseguirlas.

¿Qué hacer? Debe tener un plan diario que la obligue a permanecer activo. Deberá ponerse unos objetivos diarios, que sean claros y alcanzables. Es muy útil que primero asigne una puntuación a sus tareas del día teniendo en cuenta la dificultad que le suponen (de 0: ninguna dificultad, a 10: dificultad absoluta). Luego, empiece siempre por las más fáciles y vaya aumentando el esfuerzo hasta donde pueda. Y no se agobie.

Procure no centrarse de forma obsesiva en el dolor

¿Por qué? Hablar a todas horas de su dolor y de lo mucho que sufre no solo no le ayuda a aceptarlo, sino que le perjudica, porque le hace pensar que no puede con él y que su sufrimiento será lo que marcará el resto de su vida. En consecuencia, el dolor no se debe convertir en el dueño y señor que controle su existencia y haga de su vida una tortura.

¿Qué hacer? Debe tomar conciencia de que todos sufrimos un tipo de dolor u otro. El dolor forma parte de nuestras vidas como algo inherente a la existencia. La vida esté hecha de sonrisas y lágrimas. La sabiduría y la buena salud están en la aceptación del dolor, evitando que sea el protagonista de nuestra vida. Sepa que está ahí, pero no lo haga omnipresente. Para el que sienta que le duele la vida, el objetivo es conseguir que le compense vivir la vida.

Evite las situaciones que agravan el dolor y busque las que lo alivian

¿Por qué? Cuanto menos presente esté el dolor en su vida, menos motivos tendrá para la queja y la inactividad, con lo cual rompe el círculo vicioso del dolor.

¿Qué hacer? Debe identificar todas las situaciones y actividades cotidianas que le agravan el dolor, así como las que tienen el efecto contrario atenuándole el dolor (capítulo 1º). El objetivo es que tenga una alternativa beneficiosa para cada situación agravante. Así, por ejemplo, si sabe que se agrava su dolor cuando discute con su pareja o un familiar, entonces deberá evitar cualquier discusión.

No se sienta culpable

¿Por qué? Porque su enfermedad no es consecuencia de algo que usted haya hecho mal. No es como el cáncer de pulmón de un fumador empedernido o la cirrosis hepática de un alcohólico crónico. Usted no tiene la culpa de padecer FM. Usted no se la ha provocado. Tampoco se sienta culpable si algún día no cumple con sus objetivos, porque eso nos pasa a todos.

¿Qué hacer? Lo importante es que no abandone su plan de actividades. Por consiguiente, la perseverancia es la clave para mejorar poco a poco su calidad de vida.

No se sienta inútil

¿Por qué? Porque cualquier persona con sus dolores tendría limitada su actividad como la tiene usted, a menos que se instaure el tratamiento. Por eso, la FM es definida como una enfermedad crónica invalidante o discapacitadora.

¿Qué hacer? Debe evitar los pensamientos negativos sobre usted, porque no son justos. Debe evitar que nadie de su entorno le haga sentir inútil, explicándole las características de su enfermedad. Busque en este libro-guía la página correspondiente y coméntesela. Implique a su pareja y demás personas de su vida, para que la comprendan y apoyen. Así evitará que ocurra esto: «He sido diagnosticada hace 1 mes, los dolores y el insomnio son terribles, pero un problema crítico para mí es que a mi pareja ni le importa, ni se preocupa de mis dolores ni se informa del tema» (Mary Santos, mi canal médico de Youtube, abril 2017, Mexico).

Felicítese por sus logros.

¿Por qué? Si cada vez que consigue un objetivo se felicita e, incluso, consigue la enhorabuena de un ser querido, potenciará su autoestima, que tan deteriorada tiene el enfermo de FM y que tanto contribuye a su catastrofismo sobre la evolución de la enfermedad.

¿Qué hacer? Reconozca el mérito que tiene, en su situación, conseguir cualquier logro de los que se ha propuesto, porque es más difícil que para una persona sana. Siéntase orgulloso de su afán de lucha para que el apocalipsis del sufrimiento vaya desapareciendo de su hogar.

Comunique sus logros

¿Por qué? Porque el aprecio de las personas importantes para usted, cuando les hace saber que ha conseguido hacer esto o aquello que antes no podía, le transmitirá confianza, dando sentido a su nuevo esfuerzo para estar mejor cada día, usted y ellos.

¿Qué hacer? Exprese a sus familiares y amigos sus logros por pequeños que sean. Al hacerles partícipes, usted se sentirá apoyado y compartirá con ellos la felicidad mutua.

Comparta positividades con los grupos de ayuda mutua

Evite las quejas, lamentos y negatividades en su comunicación con los compañeros de los grupos de FM a los que pertenezca. Al respecto, es de celebrar que surjan nuevos grupos que van por este camino (p. ej., uno de ellos se denomina FM con humor).

Qué mejor rubrica que el mensaje de una paciente de FM que entremezcla sonrisas y lágrimas, pero que también evoca muchos de los conceptos y consejos de este capítulo. Espero que aporte a los enfermos más luces que sombras en su saber convivir con la FM.

«Infinitas gracias por explicar la FM con tanta claridad, porque la incomprensión ha hecho que seamos tratados como hipocondríacos. El problema es que tanto dolor sin descanso a veces irrita el alma; aunque se practique meditación, yoga, u otras actividades, a veces se quiere llorar, llorar y llorar. Ha afectado mi autoestima. Aparte de la FM, soy celíaca y tengo artrosis múltiple, pero mantengo mi buen humor, me río de mi misma y soy una persona positiva y muy sociable que piensa que cada uno carga una cruz. El frío es mi peor enemigo, y este año tomé la decisión de buscar el calor y viajé a Barcelona. Estaba segura de que mis dolores menguarían con las cálidas aguas del Mediterráneo, ya que el Pacífico no es muy amigable. Y así fue. Qué maravilla descansar de los dolores. Estoy contenta porque escucharle me dio esperanza. Ánimo a todos los que sufren de FM, porque hay que buscar actividades en las que sientan cómodos y felices, ya que el dolor se apaciguará y saldrán adelante ¿O me equivoco, doctor Castillo?» (Patricia Etchegaray, mi canal médico en Youtube, noviembre de 2017, Chile).

10 Tratamiento (4): ejercicio antiFM y ¿terapias físicas?

Este capítulo ha sido revisado por el especialista en Fisioterapia y Rehabilitación Rubén Tovar Ochovo (profesor del máster de Fisioterapia Neuromusculoesquelética, Univ. Int. La Rioja, socio fundador de la Asociación Fisioterapia Sin Red, editor del blog *Fisioterapia... y demás*), a quien agradezco sus expertos comentarios, que han sido incorporados al texto final, haciéndolo más práctico y útil para los enfermos.

10.1   El ejercicio físico terapéutico: 3 valiosos testimonios

«Se han publicado numerosas revisiones que analizan la eficacia de los programas de ejercicios. Todas coinciden en que son la intervención no farmacológica más y mejor estudiada. Para el resto de intervenciones físicas (agentes físicos, terapia manual), se dispone de menos información y de menor calidad» (Ministerio de Sanidad, Tratamiento rehabilitador y físico. Documento de Consenso sobre FM, 2011, España).

En este capítulo expondremos las principales características (tipos, evidencia científica y grado de recomendación) de otros 2 recursos de interés en el tratamiento de la FM. Por un lado, el ejercicio físico, a solas o en grupo y supervisado o no por un instructor. Por otro, las terapias físicas, ya sean las que utilizan aparatos (p. ej., camas de rayos infrarrojos) o las manos del fisioterapeuta (masajes).

La utilidad terapéutica del ejercicio físico para la FM no solo la constatan las autoridades sanitarias, sino también los fisioterapeutas, los médicos y los propios enfermos, como se refleja en el siguiente par de testimonios, a título de ejemplo.

El testimonio del fisioterapeuta Rubén Tovar

«Una característica de los síntomas de estos pacientes es que tienen días buenos y días malos, de tal manera que trabajar en contingencia de dolor ("hacen lo que pueden hacer") interrumpe la práctica de ejercicio con rutina y constancia. Por eso, con ellos trabajamos en contingencia de programa ("hacen lo que les toca hacer"), indistintamente de la respuesta de dolor. No obstante, no debemos tomarlo rígidamente, sino como una referencia, empezando por debajo de la capacidad del individuo y progresando poco a poco. El Dr. Jens Köke (2010, Stuttgart, Alemania) sugiere comenzar en un 25% de la cifra de base y realizar incrementos graduales semanalmente, y manteniendo la actividad tanto los días buenos como los días malos».

El testimonio de la internista Dra. Yesenia Tordecillas

«Disponer de herramientas psicológicas para enfrentarse a las situaciones estresantes ayuda a sobrellevar mejor la enfermedad. Otra es el ejercicio. El yoga, el pilates, el acuagym o una caminata suave pero sostenida acondicionan el músculo para que su tolerancia al esfuerzo sea cada vez mejor». Dra. Yesenia Tordecillas Echenique (Hospital Quirónsalud, Sagrado Corazón, 2017, Sevilla)

Durante una entrevista con motivo del ingreso hospitalario de la famosa María José Campanario (capítulo 1º), su doctora del centro clínico hacía hincapié en la relevancia de 2 intervenciones terapéuticas de especial utilidad en la FM: la psicoterapia y el ejercicio físico. Sobre este, además de caminar, citaba algunos de los tipos de actividad física de moda en nuestra sociedad (pilates y acuagym), así como técnicas de relajación (yoga).

El testimonio de la enferma Nisica

«Yo estoy diagnosticada de FM desde el 2010. A mí, lo que me ha ido bien, ha sido, en primer lugar, aceptar la enfermedad y no dejar de hacer ejercicio. Sé que muchas personas dicen que no pueden y lo creo, pero permitidme daros un consejo: caminar un poco, estirar en casa o tener una rutina física, aunque parezca poco, es muy buena terapia. Yo voy a pilates, pero me lo da una fisioterapeuta que conoce mi enfermedad», explicaba Nisica en mi foro de Facebook en abril de 2017.

El principal valor de sus consejos es que remarca la importancia capital para la FM de lo que denominamos actividad física terapéutica. Además, nos recuerda la necesidad de ajustar el tipo de ejercicio físico y el esfuerzo inicial a la situación clínica y a la preferencia de cada enfermo. También alienta a la práctica combinada de ejercicios diversos, unos en casa (estiramientos), otros en el exterior (caminar) y en un centro especializado (pilates). También se percibe que disfruta con sus ejercicios, lo cual es imprescindible.

Así nos lo recomienda Rubén Tovar: «En la prescripción del ejercicio general inespecífico es importante que sea lúdico, tanto por adherencia al tratamiento como por resultados clínicos. En este sentido, es fundamental tener en consideración las preferencias del paciente. Cuanto más lúdico, mejor. El baile puede ser una magnífica elección y, además, resultará más fácil mantener esa actividad en el tiempo» (Barcelona, comunicación personal, enero 2018).

10.2   La actividad física terapéutica: 14 características

«Para que un programa de ejercicios antiFM sea eficaz, un requisito esencial es que el paciente acepte realizarlo, superando su miedo justificado a que la actividad física empeore el dolor. También es clave evitar que aparezca con rapidez la fatiga muscular. Ambos, la motivación del paciente y la dosificación del esfuerzo, harán que tolere bien la actividad física y, por lo tanto, que persista en su práctica. De lo contrario, el número de abandonos será muy alto». Esta cita ha sido adaptada del Ministerio de Sanidad, en concreto del apartado sobre la Información previa que se debe proporcionar a la persona con FM sobre el ejercicio (Documento de Consenso, 2011, España).

Antes de recomendar cualquier tratamiento, los médicos valoramos su balance entre el beneficio previsto para el paciente y el riesgo de efectos secundarios. A eso lo llamamos margen terapéutico o de maniobra. En el caso del ejercicio físico antiFM, ¿qué es lo aceptado por los expertos? «El margen terapéutico es estrecho: demasiado ejercicio produce un aumento de los síntomas y demasiado poco es inadecuado para obtener resultados», reconoce el consenso del Ministerio de Sanidad.

De hecho, aunque aún no se conoce la dosis óptima de ejercicios ni la forma más correcta de aplicarlos (solos o combinados), en el conjunto de estudios realizados (destaco, p. ej., el metaanálisis del Dr. Hauser), hay gran unanimidad en proponer un conjunto de recomendaciones sobre las principales características que debe cumplir la actividad física antiFM. Las describo con mis titulares, resumiendo lo que considero el consenso general.

Ejercicio a la carta.
> El tipo de actividad se debe adaptar a las preferencias del paciente, las enfermedades coexistentes y las opciones disponibles en su zona de residencia.

El triple beneficio.
Está demostrado que el ejercicio terapéutico alivia el dolor, mejora la sensación global de bienestar y aumenta la funcionalidad física.

Ser realista en el beneficio que se espera obtener.
Pese a su probada eficacia, es conveniente no generar excesivas expectativas solo con el ejercicio, ya que requiere dosificación progresiva y persistencia del paciente (meses).

Posibles efectos secundarios solo a corto plazo.
Los pacientes deben ser informados de que, al principio, pueden tener un aumento tolerable del dolor y la fatiga. Pero, si el ejercicio se realiza con una intensidad adecuada, estas molestias desparecerán transcurridas unas pocas semanas.

Sin riesgos a medio-largo plazo.
Si se realiza bien, no empeora ni los síntomas ni el pronóstico o evolución del paciente.

Mejor hacerlo en grupo.
Se recomiendan ejercicios en grupo, porque favorecen la interacción social y suelen aumentar la motivación.

Mejor supervisados.
Se recomienda la supervisión inicial del ejercicio terapéutico para pacientes de FM por un profesional sanitario cualificado (el fisioterapeuta), porque aumenta el correcto cumplimiento. No debe confundirse esto con un simple entrenamiento físico para personas sanas, que suele ser a cargo de un educador físico.

Personalizar la dosis.
La cantidad (duración y frecuencia) y la intensidad del ejercicio inicial se adaptarán a cada enfermo.

Prudencia al comenzar.
La intensidad inicial debe ser inferior a la recomendada para la población general, para evitar que el número de abandonos sea muy alto.

Progresar con moderación.

La actividad física se incrementará según como vaya siendo tolerada por el enfermo.

Más vale frecuente que intenso.

Aumentar la frecuencia de las sesiones disminuyendo su duración mejora la tolerancia sin que disminuya la eficacia. El objetivo ideal es que en 2-3 semanas se haga ejercicio cada día, de intensidad baja a moderada y durante 20-30 minutos.

Duración del programa inicial de ejercicios.

El programa inicial de entrenamiento físico debe durar un mínimo de 1 mes, siendo frecuente que se prolongue hasta 3 meses.

La perseverancia es un objetivo prioritario.

Los pacientes deben ser motivados para continuar la actividad física después de finalizado el programa. La razón es que, si el enfermo deja de realizar los ejercicios, los beneficios conseguidos se pueden perder.

Integre el ejercicio en su estilo de vida.

Para garantizar la continuidad del entrenamiento, debe resultar agradable (diviértase practicándolo), ser simple y que el paciente lo pueda incorporar en su rutina diaria de hábitos de vida saludable.

10.3 Tipos de ejercicios físicos: ¿cuál es el mejor?

«Existe un acuerdo unánime en que los programas de ejercicios deben ser una de las recomendaciones básicas en pacientes con FM. Las 3 opciones principales son: ejercicios aeróbicos (evitando actividades de alto impacto, como carreras o saltos), ejercicios de fortalecimiento y programas mixtos que combinan ambos» (Ministerio de Sanidad, Programas de ejercicios físicos, Documento de consenso sobre FM, 2011, España).

Las modalidades de ejercicios estudiados para la FM son 3: los ejercicios aeróbicos, los de fortalecimiento muscular y los de estiramiento y flexibilidad. ¿Cuál es la evidencia científica disponible sobre su utilidad real? La expondré entrecomillando la conclusión oficial de las autoridades sanitarias españolas, basada en el análisis de los estudios clínicos realizados con cada tipo de ejercicios.

Ejercicios aeróbicos

«Las actividades aeróbicas de bajo impacto (p. ej., caminar deprisa, ir en bicicleta, nadar o los ejercicios en el agua) son los que tienen mejores resultados» (Informe AQuAS, (Document de Consens FM, Agencia de Qualitat i Avaluacions Sanitarias, Barcelona 2017).

¿En qué consisten? Hay 2 tipos de ejercicios aeróbicos: en carga (caminar) y los que se realizan en descarga (bicicleta o natación). Lo que les caracteriza es que este tipo de ejercicios utiliza grandes grupos de músculos para realizar movimientos repetitivos, lo que da lugar a un aumento de la frecuencia cardiaca (se mide en latidos o pulsaciones por minuto), pero sin superar el umbral anaeróbico. Este término, poco conocido, me obliga a explicar lo básico del concepto aerobio-anaerobio.

¿Qué significa una actividad física aeróbica? Es cuando el grado de esfuerzo que se realiza es lo suficientemente bajo-moderado como para que la energía (calorías), que los músculos han de obtener quemando los hidratos de carbono (glucosa), se obtenga consumiendo el oxígeno del aire trasportado por la sangre desde los pulmones (aeróbico) a los músculos que estamos ejercitando.

¿Qué significa una actividad física anaeróbica? Ocurre cuando la intensidad del ejercicio se aumenta tanto que el oxígeno que llega al músculo ya no es suficiente para la necesidad energética requerida. Como el músculo se queda sin oxígeno tiene que recurrir a un proceso anaeróbico (sin aire) que le permita seguir funcionando. Y es en este proceso metabólico sin oxígeno, para quemar las reservas energéticas, cuando se produce ácido láctico (responsable de lo que llamamos «agujetas»).

¿Qué es el umbral anaeróbico? De forma orientativa se refiere al momento en que se produce la transición de un proceso de obtención de la energía muscular con oxígeno a otro sin oxígeno. En las personas sanas, dicho umbral anaeróbico es del orden de hasta un 80% de la frecuencia cardiaca máxima normal para la edad. Así, p. ej., como lo máximo que puede soportar el corazón de una mujer de 50 años son 170 pulsaciones por minuto (ppm), su umbral anaeróbico sería de unas 135 ppm.

¿Cuál sería el umbral anaeróbico para el enfermo con FM? En este caso, como ya existe una fatiga de base propia de la enfermedad, será necesario comenzar con una intensidad de entrenamiento menor. La cifra es del orden de hasta un 67% de la frecuencia cardiaca máxima. Así, p. ej., en el caso anterior de la mujer de 50 años o más se considera que, si padeciera FM, su umbral anaeróbico sería de unas 115 ppm.

¿Qué nos dicen los estudios clínicos (EC) sobre su eficacia antiFM? «Hay evidencia moderada de que a corto plazo (1 a 6 meses) el ejercicio aeróbico mejora el dolor, la sensación global de bienestar y la funcionalidad física corporal» (Colaboración Cochrane, 2007). A su vez, un metaanálisis muy amplio (2494 pacientes en 28 EC), que compara ejercicio aeróbico con su ausencia (grupo control) y 7 EC, que comparan diversos tipos de ejercicio entre sí, amplió los beneficios encontrados: «El ejercicio aeróbico reduce el dolor, la fatiga, la depresión, las limitaciones de la calidad de vida y mejora las condiciones físicas».

Ejercicios de fortalecimiento muscular

«Una alternativa serían los programas de ejercicios de fortalecimiento muscular (Grado B)» (Informe AQuAS, Documento de Consenso FM, Agencia de Qualitat i Avaluacions Sanitarias, Gencat, Barcelona 2017).

Estos ejercicios pretenden mejorar la fuerza, resistencia y potencia muscular realizando contracciones musculares contra determinadas resistencias (p. ej., bandas elásticas, pesas o el propio peso del paciente). La evidencia sobre su beneficio terapéutico antiFM es menor que con el ejercicio aeróbico, dado que hay menos estudios y son de peor calidad. Los resultados también sugieren que podría ser una buena alternativa, al constatar una mejoría significativa en el dolor, la sensación global de bienestar y la función física.

Ejercicios de estiramiento o flexibilidad.

«Es necesario subrayar la falta de evidencia sobre la eficacia de los ejercicios de flexibilidad o estiramientos, muy extendidos en la práctica, por lo que no hay argumentos para recomendarlos de forma aislada» (Ministerio de Sanidad (España).

Esto no quiere decir que no sean útiles en algunos casos, sino que su utilidad no está estudiada lo suficiente cuando es «la única actividad física» que realiza el enfermo. Recordemos (capítulo 7°) que los grados de recomendación solo nos indican si la evidencia científica disponible permite a las autoridades recomendar o no un tratamiento y, en caso afirmativo, si el grado de recomendación es alto (A, B) o medio (C) o bajo (D).

10.4   Una propuesta de ejercicio adecuado para la FM

«Algunos pacientes tienen un marcado locus de control externo (percepción de que la solución a su problema ha de venir de fuera), por lo que sus estrategias de afrontamiento y automanejo son pobres y prefieren tratamientos pasivos. Este tipo de actitud frente al dolor, en el sentido de situar la responsabilidad de su recuperación solo en un fármaco, un aparato o un profesional, es negativa para su recuperación y su pronóstico es malo» (Fisioterapeuta Rubén Tovar, comunicación personal, Barcelona, enero 2018).

Esta es una muy importante observación. Los pacientes que no participen en su recuperación son los que van a tener peor evolución, porque el proceso terapéutico de la FM requiere un compromiso explícito del enfermo para seguir la compleja pauta de tratamiento con disciplina y motivación. Y, en ella, el programa personalizado de actividad física deberá tener un papel estelar.

A continuación resumo una propuesta de ejercicio recogida en el Documento de Consenso en FM (Ministerio de Sanidad, 2011, España). Sigue la premisa de que «el ejercicio debe realizarse en forma de exposición gradual a movimientos y actividades», como matiza Rubén Tovar.

Tipo de ejercicio
- Empezar con aeróbicos de bajo impacto (p. ej., caminar, nadar o bicicleta estática).
- Si el paciente progresa con los anteriores y consigue aumentar su tolerancia al esfuerzo, se podría llegar a ejercicios de impacto medio o alto (p. ej., correr, bailar, jugar al tenis, pádel, o squash).

Duración y frecuencia
- En los casos de peor tolerancia: 10 minutos por sesión, de 4 a 6 días por semana.
- En los demás casos: 20 a 60 minutos por sesión al menos 3 veces por semana.

Intensidad (esfuerzo físico requerido) inicial
- La intensidad máxima del ejercicio inicial se corresponde con hasta el 60% de la frecuencia cardiaca máxima (calculada como 220 menos la edad). Según mis cálculos, para el ejemplo de la mujer de 50 años (con 170 ppm de máximo), su latidos cardíacos no deberían superar las 102 ppm al iniciar el programa de entrenamiento. De este modo, si su frecuencia cardíaca normal es de unas 80 ppm, no debería subir sus pulsaciones más de un 30% al empezar el programa físico.

Ritmo de progresión
- En los enfermos sin actividad física previa, se recomienda empezar con duración corta de las sesiones (10 minutos), frecuencia de 4 a 6 sesiones por semana e intensidad del 50% de la máxima calculada.
- Valorar los resultados cada 1-2 meses y aumentar la duración, frecuencia e intensidad hasta donde el paciente pueda o estime oportuno.

10.5 Fisioterapias: los tipos y su utilidad

«Los diversos estudios sugieren un efecto positivo sólo a corto plazo, tras la aplicación de medios físicos. Los estudios son heterogéneos, con riesgo de sesgos (errores) y aún demasiado escasos para recomendar estos tratamientos en la práctica. Algunas alternativas, como el láser, la termoterapia superficial, los campos magnéticos y la corriente directa transcraneal ofrecen un gran potencial, y se deben promover trabajos de investigación que determinen su verdadero valor» (Ministerio de Sanidad, Agentes físicos, Documento de Consenso FM, 2011, España).

La evidencia sobre su utilidad como terapia antiFM es insuficiente. Los datos disponibles sobre los agentes físicos se basan en la información procedente de escasos y deficientes estudios clínicos, por lo que tiene baja recomendación.

- No están recomendados como tratamientos antiFM de gran calidad.
- No recomendados no significa contraindicados, en cuyo caso estarían prohibidos.
- En algunos pacientes pueden ser útiles, pero estos casos individuales no son generalizables a la mayoría porque no son suficientemente representativos.
- Los posibles beneficios suelen ser poco duraderos (transitorios).

No obstante, otra cosa es su utilización en aquellos enfermos de FM que, además, tengan dolencias del aparato locomotor. «Debemos tener en cuenta que los pacientes aquejados de FM también sufren de afecciones musculo-esqueléticas, siendo su condición de base una percepción aumentada de la respuesta dolorosa. Es en este espectro de coexistencia con "otras patologías" donde eventualmente pueden encontrar alivio, de lo cual no se sigue que se pueda recomendar cualquiera de esas opciones para la condición específica de FM», precisa muy acertadamente el fisioterapeuta Rubén Tovar.

Para el alivio del dolor musculoesquelético de la FM, se han utilizado 2 grandes grupos de técnicas físicas. Por un lado, las instrumentales, así llamadas porque utilizan aparatos para la aplicación del agente físico sobre el paciente. Por otro, las manuales.

Veamos lo demostrado sobre cada una de ellas.

Técnicas instrumentales

Como el dolor musculoesquelético de la FM es generalizado, los diversos tratamientos físicos deben ofrecer la posibilidad de una aplicación corporal extensa.

Destacaría 3 opciones:
- Dispositivos portátiles para uso doméstico, de modo que el paciente los puede aplicar en múltiples zonas dolorosas, que serán las más que más le duelan en cada momento.
  - o Aparatos de termoterapia.
  - o TENS (*Transcutaneous electrical nervous stimulation*). Son aparatos de estimulación neuroeléctrica transcutánea.
- Dispositivos con superficies de emisión amplias para abarcar toda la longitud del cuerpo. Los comentaré en el capítulo 11º (¿Terapias alternativas?), porque son ineficaces y se han cometido muchos abusos contra los enfermos, como nos explicará Rubén Tovar.
  - o Camas de rayos infrarrojos.
  - o Aparatos de campos magnéticos
- Dispositivos que aplican el medio físico en el cráneo. Parten de la premisa de considerar la FM como una sensibilización al dolor de origen central.
  - o Aparatos de corriente eléctrica transcraneal.

Láser

Como mínimo, 3 estudios sugieren un efecto positivo a corto plazo del láser aplicado sobre los puntos dolorosos (Grado C). Con el láser de arseniuro, durante 3 minutos en cada punto doloroso a lo largo de 2 semanas, mejoró significativamente el dolor y la limitación funcional, en comparación con un láser inerte (placebo).

Estimulación neuroeléctrica transcutánea (TENS)

En 3 estudios, se observó que su efecto era similar o menor al de otros medios físicos (masaje, hidroterapia y termoterapia superficial).

Termoterapia superficial

Un estudio cruzado sugirió un efecto positivo a corto plazo (Grado C). En él se compararon 2 técnicas (termoterapia superficial y TENS) con aparatos portátiles para aplicar localmente en las zonas dolorosas. En ambos grupos de pacientes, la intensidad del dolor mejoró de forma similar, aunque más pacientes preferían el calor superficial al TENS.

Ultrasonidos

Un estudio con un aparato que combinaba ultrasonido con corrientes interferenciales observó mejoría a corto plazo en el dolor.

Estimulación magnética transcraneal (EMT)

Los resultados de los estudios son contradictorios. En 2, en el grupo de tratamiento activo, se encontró una mejoría del dolor y de la calidad de vida. Por el contrario, en otro estudio posterior, no se observaron efectos positivos en comparación con el placebo.

Estimulación eléctrica transcraneal (EET)

Un par de estudios con la aplicación de corriente directa transcraneal, pero con escasos pacientes, encontraron mejorías del dolor y la limitación funcional respecto al placebo. Se sugiere un posible efecto positivo a corto plazo (Grado C).

Solo una vez me han preguntado sobre esta técnica, que habían recomendado a una paciente: «¿Podría decirme algo bueno, malo o regular sobre la electroestimulación craneal de baja intensidad para el tratamiento de la FM (Hospital Santa Ángela de la Cruz Viamed, en Sevilla)? Tengo diagnosticada FM por un reumatólogo, y me ha hablado de este tratamiento»). María Mar Pérez González (mi foro de Facebook, marzo de 2017, Huelva).

Técnicas manuales

«No se ha demostrado de forma suficiente el efecto beneficioso del tratamiento quiropráctico y del masaje en el tratamiento de la FM y, por tanto, no se recomienda su uso (grado C)» (Ministerio de Sanidad, 2011, España).

Quiropráctica

«Después de un accidente de tráfico, con latigazo cervical, el dolor del cuerpo aumentó y la fisioterapia solo me lo empeoraba. Varias veces cambié de fisioterapeuta y de traumatólogo. Incluso probé un quiropráctico con estudios homologados en EE. UU. (no era ningún charlatán, quiero decir), pero seguía empeorando, porque no podía ni levantarme», me explicó Elda Fernández en mi canal médico en Youtube en agosto de 2017. Pero el de Elda podría ser solo un caso aislado, de modo que debo responder a la pregunta: ¿cuál es la utilidad real del tratamiento quiropráctico en la FM?

Diversos estudios de revisión sistemática sobre el empleo aislado de esta técnica manual no encontraron beneficios significativos comparados con el grupo control sin masaje. Además, el único metaanálisis con resultados favorables a la quiropraxia consistió en verificar si, añadida a la combinación de electroterapia craneal y medicación (de la que no da detalles), mejoraba el efecto conjunto de ambas. Estas y otras irregularidades llevaron a concluir que la evidencia era insuficiente para considerar eficaz el tratamiento quiropráctico. Por consiguiente, deberá probarlo si quiere ser recomendada como terapia antiFM.

El especialista Rubén Tovar va, incluso, más allá: «La quiropráctica también la incluiría en terapias alternativas».

Masajes

«Los datos que apoyan la eficacia del masaje son de baja calidad, con alto riesgo de error y sólo sugieren un posible efecto a corto plazo (transitorio). No se ha demostrado de forma suficiente el efecto beneficioso del masaje en el tratamiento de la FM y, por tanto, no se recomienda su uso (Grado C)» (Ministerio de Sanidad (2011, España).

¿Significa esto que se desaconseja el masaje terapéutico en la FM? No, pues no debemos confundir que aún no se pueda aconsejar oficialmente con el hecho de que algún día se pueda recomendar para la FM, si aporta pruebas de su eficacia en estudios de calidad con una amplia muestra de pacientes. Sin duda, habrá casos aislados con buenos resultados, pero, a partir de unos pocos enfermos, no debemos generalizar a la mayoría. Así de exigente es la ciencia para dictar sentencia sobre la utilidad real de una supuesta terapia.

Los efectos del masaje han sido analizados en varios estudios y alguna revisión sistemática, pero los resultados son contradictorios y poco fiables, debido 3 motivos: el escaso número de pacientes investigados, que no se comparan con un grupo control sin masaje y que se comparan con otras técnicas físicas que actúan con mecanismos diferentes (p. ej., la relajación y el TENS). Y, por cierto, ¿se encontró alguna técnica de masaje más eficaz que otra? En un estudio, el drenaje linfático manual parecía ser superior al masaje de tejido conectivo.

10.6   Acuagym: saludable combinación de ejercicio y terapia física

> «Hay suficiente evidencia para recomendar los ejercicios físicos de intensidad moderada en una piscina de agua caliente de forma regular, ya que son eficaces para mejorar el dolor y la capacidad funcional del paciente con FM (Recomendación de Grado B). Además, se aconseja que el ejercicio físico en una piscina de agua caliente esté inicialmente supervisado» (Informe AQuAS, Documento de Consenso FM, Agencia de Qualitat i Avaluacions Sanitarias, Gencat, 2017, Barcelona).

Son muchos los testimonios que he recibido de pacientes con FM ensalzando los beneficios relajantes que obtienen con la hidroterapia. Unas veces, me lo referían como simples baños de agua caliente en casa. Otras, la mayoría, mencionaban sus reconfortantes baños en piscina de agua caliente. Pero el efecto relajante (liberación de endorfinas) de un baño doméstico no es la cuestión, por obvio, sino el efecto analgésico y funcional antiFM del ejercicio físico realizado en instalaciones de agua con finalidad terapéutica.

Acuagym en piscina de agua caliente

> AFCAS (Asociación castellonense de FM), en la Costa mediterránea del Azahar, ofrecía la posibilidad de piscina a sus asociados con un mensaje muy aceptable sobre una de sus actividades programadas: «Está demostrado que el ejercicio físico progresivo para pacientes con FM produce una reducción de los síntomas, además de mejoras significativas en las cualidades físicas. La flotabilidad del agua permite que nos libremos de parte de nuestro peso gracias a la ingravidez. Esto hace que se puedan producir movimientos que serían difíciles de realizar fuera de este medio, a la vez que aumenta la capacidad motriz y equilibrio» (Su página de Facebook, noviembre de 2017, Castellón).
>
> El otro testimonio corresponde a una paciente: «He tenido una semana estupenda, haciendo ejercicio moderado en piscina y vida social. Ahora estoy dolorida, pero ni caso al dolor; es soportable. Y

así consigo disfrutar lo mejor posible. No tanto como podía hacer antes, pero adaptándome a las circunstancias. Y el estrés lo desterré de mi vocabulario y de mis sensaciones. Hago meditación y relajación muscular. Intentaré seguir así y cuando llegue el brote, que llegará porque no respeta a nadie, pues entonces se pondrán las medidas oportunas. Carpe diem» (Elizabeth Navarro, con la lección bien aprendida sobre cómo salir adelante con la FM (2017, Badajoz).

Balneoterapia

No existe suficiente evidencia para recomendar la balneoterapia como tratamiento de rutina de la FM (Añadido en Informe AQuAS 2017).

En los balnearios suelen practicarse el relajante hidromasaje y el baño en piscina de agua caliente, entre otras modalidades de hidroterapia, pero, por desgracia, la breve duración de la estancia hotelera de sus usuarios impide poner en práctica un programa de ejercicios terapéuticos continuo y prolongado como para considerarlo una opción antiFM. Otra cosa sería si el balneario estuviera en un núcleo poblacional y ofreciera un programa de ejercicios específicos para FM, al cual los enfermos pudieran acceder con la frecuencia descrita en el plan de ejercicios terapéuticos.

10.7 La unión hace la fuerza: la triada curativa antiFM

«Yo quisiera compartir con usted lo que vivo día a día. Estuve internada por una depresión mayor y pasé 2 años con mi vida detenida y 17 psicotrópicos diarios. Hasta que me dije "no más". Lo pase fatal cuando dejé mis medicamentos (hasta me daban litio). Y, desde diciembre, estoy sin psicotrópicos. Solo me aferro a Dios y a las terapias con mi psicóloga y trato de caminar mucho. ¿Estará bien lo que hago? ¿Qué opina usted, Doctor Castillo?» (Ivonne Marcela González, mi foro de Facebook, octubre 2017, Chile).

El testimonio de Ivonne nos enseña 2 lecciones. Una es que su FM de tipo III, en esta paciente con antecedentes psiquiátricos (trastorno depresivo mayor que requirió internamiento y una ingente cantidad de psicofármacos), pasó de una necesaria fase inicial de medicamentos a una nueva etapa en la que ya podía prescindir de ellos, combinando la fe religiosa (una poderosa motivación para todo creyente) con psicoterapias y ejercicio físico de tipo aeróbico y bajo impacto (caminar).

La otra lección del caso es que ejemplifica lo que todos preconizamos para el tratamiento de la FM: que sea multidisciplinario. Y esta combinación de distintas intervenciones terapéuticas es muy amplia, dada la particularidad de cada enfermo. Por eso, los tratamientos combinados multicomponente son muy difíciles de evaluar, ya que dependen de los tipos de intervención que combinan.

La tríada terapéutica: su recomendación es unánime y máxima

«Se recomienda la combinación de ejercicio físico, estrategias psicoterapéuticas de intervención cognitivo-conductual y fármacos en el tratamiento de pacientes con FM, ya que se ha demostrado eficaz en el manejo del dolor, así como en la mejora de la calidad de vida y en la de la capacidad física (Grado A de recomendación)» (Ministerio de Sanidad, 2011, España).

Las conclusiones de un buen metaanálisis lo confirmaron: «Hay una fuerte evidencia, a corto plazo, de que un tratamiento multicomponente (farmacoterapia, abordaje psicológico y ejercicios), añadido al programa educativo del paciente, mejora el dolor, la fatiga, la depresión, las alteraciones del sueño, la limitación funcional y la autoeficacia». Este último parámetro, la autoeficacia, es de extraordinaria importancia porque significa la recuperación de la confianza en las propias capacidades para gestionar una situación. Y a esto, en la FM, debe llamársele lo que en este libro denomino tríada curativa antiFM.

11 Tratamiento (5): ¿terapias alternativas?

11.1   ¿Medicina alternativa?: ni Medicina ni alternativa

«Medicina Alternativa es un término inventado para crear en usted la ilusión de que un presunto tratamiento (no demostrado) es realmente una alternativa a un verdadero tratamiento reconocido por la ciencia médica. Además, al llamarla Alternativa, estas personas pretenden hacerles creer que los supuestos remedios mejoran los efectos de los verdaderos tratamientos médicos, mérito que sólo alcanzan las terapias que han superado su evaluación según el método científico aceptado» (Adaptado del Diccionario de escépticos, sitio web skepdic.com).

¿Cuál es mi objetivo con la denuncia de estos engaños? Abrir su mente a la verdad (hechos) y cerrarla a lo especulativo (creencias, supersticiones y observaciones no sometidas al método científico). Ayudarle a prevenir que sea engañado con promesas de curación. Las afirmaciones sensacionalistas y los falsos testimonios de curación no pueden sustituir a los hechos confirmados en estudios clínicos controlados.

¿No es medicina? No, no lo es. ¿Cómo puede llamarse medicina a una actividad basada en indicios no probados y ejercida por individuos sin titulación médica ni prácticas en hospitales universitarios?

¿No es alternativa ni complementaria? No. Tampoco lo es porque no ofrece nada mejor que sustituya (una alternativa) o que sume beneficios (un complemento) a los tratamientos que la Ciencia Médica o Medicina oficial tiene aprobados por las autoridades sanitarias internacionales (Organización Mundial de la Salud, OMS).

¿Por qué es un fraude? El motivo es que afirma tener los efectos terapéuticos de la Medicina oficial, pero sin aportar las pruebas que lo demuestran mediante el método científico. Como sus productos y métodos no han demostrado ser eficaces, más allá de toda duda razonable, se considera que utilizan el efecto placebo (el poder de la sugestión para crear la ilusión de curación). Como afirma el Dr. Angell: «Sólo existe la medicina que ha sido probada y la que no, la medicina que funciona y la que puede o no funcionar, pero que debe demostrarlo con rigor».

¿Cuáles son algunos ejemplos de estas pseudociencias que se hacen llamar medicina alternativa, con el fin de aparentar ser otra solución a problemas de salud no resueltos aún por la Ciencia Médica? Como argucia, algunas emplean términos que muchos no comprenden, con los que buscan impresionarles (p. ej., sanación cuántica). Otras recurren a términos religiosos (p. ej., angeloterapia), con lo que apelan a su credo en el poder celestial.

Estos son algunos ejemplos, entre cientos:
- Sanación onteogénica.
- Homeopatía.
- Naturopatía.
- Curación energética.
- Sanación cuántica.
- Terapia quelante.
- Radiestesia.
- Medicina tradicional china.
- Medicina ayurvédica.
- Curación divina.
- Angeloterapia.
- Cirugía psíquica.
- Terapia ortomolecular.
- Medicina antroposófica.

¿Por eso no se enseñan en las Facultades de Medicina? Así es. Los diagnósticos y tratamientos de estas falsas medicinas alternativas no son incluidos en el programa de estudios de las facultades de Medicina y escuelas de enfermería, de modo que los futuros médicos, enfermeros y otros sanitarios no los deben usar en su asistencia sanitaria.

Se preguntará: ¿Es correcto pensar que, por lo menos, con la medicina alternativa y la medicina natural, no hay efectos secundarios? No. Es otra falsedad. Aunque la creencia popular es que estas técnicas y sus remedios son más inocuas que las de la Medicina Científica, lo cierto es que pueden ser peligrosas para la salud, dando lugar a riesgos como los siguientes:
- Retrasar la primera consulta a un médico titulado, por haber estado mucho tiempo en manos de uno de esos curanderos.
- Dejar de tomar el tratamiento correcto que le había prescrito un médico titulado.
- Toxicidad de algunos productos naturales.
- Interacciones con medicamentos que esté tomando el paciente.
- Lesiones producidas por ciertas manipulaciones físicas.

¿Está prohibida la medicina alternativa? Sí, pero solo en el sistema sanitario público (Seguridad Social), porque el Ministerio de Sanidad no puede autorizar y financiar aquello que no está demostrado. Otra cosa son las consultas particulares, Internet y algunos medios de comunicación privados.

¿Debería la medicina alternativa ser perseguida por la Ley? Sí, por 2 motivos. Cuando es ejercida por un médico titulado, no es ético que utilice su titulación profesional oficial para hacer negocio en consulta privada con esas prácticas que sabe que se basan en tradiciones anticuadas, en la superstición, la creencia en lo sobrenatural, la publicidad engañosa y el fraude. Y no digamos si la practica quien ha sido incapaz de conseguir una licenciatura en Medicina o algún tipo de titulación oficial en Ciencias de la Salud.

11.2   El riesgo de ser engañado con falsos remedios: un video-denuncia

«Yo también he caído en falsos tratamientos: magnesio, cartílago de tiburón, homeopatía, medicina holística, medicina sistémica, flores de Bach, acupuntura (solo me alivió un poco el dolor durante unos días), naturista, aceite y extracto de cannabis, etc. Me faltó buscar un chamán. Y, después de 25 años con FM, SFC, síndrome de Sjogren, síndrome de Barret, gastritis, depresión, ansiedad, osteoartritis (artrosis), etc., puedo dar fe de que lo que mejor funciona es el tratamiento adecuado por un buen médico. Gracias, doctor, por su valiosa información» (Carmen Rubio González, mi foro de Facebook, 2017, Venezuela).

El 23 de enero de 2017 publiqué un audiovisual de denuncia sobre los falsos tratamientos. Lo titulé *¿Remedios milagro? ¡No, gracias!* Es un tema que me preocupa porque atenta contra la ética médica. Su utilidad para mis seguidores quedó plasmada en las 11 500 reproducciones en los primeros 10 meses, pero sobre todo en los más de 100 comentarios sobre la negativa experiencia de muchos enfermos que han sido víctimas de estos remedios.

Mi objetivo era alertar sobre la trampa que se esconde detrás de estos productos, cuyo único beneficio es para la cuenta corriente del que los vende. Así se lo expuse a Carmen en mi respuesta: «Lamento que haya creído en esos remedios, que solo producen un efecto transitorio y leve en las personas que creen en su presunto poder curativo y, por cierto, sólo en patologías emocionales (depresión o ansiedad) y en algunos dolores crónicos».

¿Por qué se cae tanto en la trampa terapéutica? Siempre me responden lo mismo: por desesperación. «La desesperación hace que una se juegue la poca salud que le queda. Yo sufro de lupus, con anticuerpos antifosfolípidos, y muchas más dolencias. A mí me recomendaron azufre con miel. Menos mal que solo lo tomé una vez. Fue un médico naturista (¿?) que me sacó un dineral entre visitas y productos ineficaces. Pero lo peor de todo fue que la poca salud que me quedaba me la terminó de quitar, hasta el punto de que yo parecía un cojín más del sofá», me decía Montse Martin Cabrera en mi foro de Facebook en enero de 2017.

En mis respuestas a las miles de personas con las que interacciono en redes, siempre les recuerdo conceptos imprescindibles. Estos son algunos ejemplos:

- ¿Médico naturista? Infundado. No existe el naturismo como especialidad médica.
- ¿Remedio mágico? Falso. La Medicina no es magia (su imaginación), sino ciencia (la verdad de la evidencia).
- ¿Medicina holística? Artificioso. Usa un buen concepto de la antigüedad médica clásica, pero lo han prostituido al orientarlo hacia prácticas pseudocientíficas.
- ¿Medicina sistémica? Absurdo. La Medicina oficial es sistémica, por definición. Los médicos tratamos a personas, no un brazo o una tiroides enferma.

Sólo debe haber una Medicina: la que se basa en la ética y la ciencia. Es la Medicina oficial (la única que se enseña en las facultades de Medicina de todo el mundo), la Medicina legalizada (la que inspira a las autoridades sanitarias internacionales), la Medicina científica (la que no opina ni cree, sino que sentencia basándose en el supremo poder de la evidencia).

11.3 ¿Medicina natural?: la pseudociencia de las terapias naturales

«Los estudios clínicos sobre medicina natural en FM son de baja calidad, con muestras pequeñas (pocos enfermos) y sin seguimiento a largo plazo. En general no existe evidencia sobre la eficacia de las terapias naturales para el tratamiento de la FM» (Ministerio de Sanidad, 2011, España).

El Dr. Javier Rivera Redondo también constataba la falta de pruebas científicas que avalen su empleo: «Los productos de herbolario son ampliamente utilizados por los pacientes. Por otra parte, no existen buenos estudios que avalen su empleo en el tratamiento de la FM, por lo que su uso no está justificado desde el punto de vista científico. La mejor forma de demostrar la eficacia de estos productos es realizando estudios bien diseñados, de los que se puedan obtener conclusiones satisfactorias» (Tratamiento farmacológico de la FM, Información Terapéutica del Sistema Nacional de Salud, Mº de Sanidad, Madrid 2008).

Por mi parte, he de aclarar que la autoproclamada medicina natural utiliza el equívoco de que «lo natural es mejor que lo artificial o químico». Es una afirmación falsa, que se basa en la ignorancia de no saber que «lo natural es tan químico como lo artificial o sintético», como digo siempre. En Biología, «todo es física y química», afirmó el ilustre Dr. Severo Ochoa y Albornoz (Premio Nobel de Medicina, 1953).

¿Cómo se llega a los remedios alternativos?: el caso de Nisica

«Llevo 14 meses de baja por una rotura del músculo pectoral mayor, pérdida de espacio del acromion y cabeza del húmero y tendinopatía del supraespinoso. Estoy diagnosticada de FM desde el 2010. Tuve que gastarme el dinero en un neurocirujano para saber que no tenía nada, lo cual llevó al diagnóstico (por exclusión) de la FM. En todo ese tiempo, me medicaron mucho: Lyrica, tramadol, Trankimazin, Orfidal, parches de lidocaína y más medicación. Nunca encontré alivio. Yo era una persona muy activa, deportista y trabajadora y me costó bastante aceptar lo que me estaba pasando. Dejé de ir a los médicos y comencé con terapias alternativas: naturópatas, medicina ortomolecular, método Victoria y demás. Ahora me doy cuenta de que fue una gran pérdida de tiempo y mucho dinero» (Nisica, mi foro de Facebook, abril 2017).

Es un vivo testimonio de que el fracaso médico deja la puerta abierta a estos enfermos desesperados para que, buscando una solución en el curanderismo, entren en el mundo del fraude de lo alternativo. Pero como hay que separar el grano de la paja, llega el momento de exponerle la valoración que los científicos y las autoridades sanitarias hacemos de 3 terapias naturales propuestas para la FM: homeopatía, suplementos dietéticos y nutricionales y dietas que excluyen algunos nutrientes (p. ej., sin gluten, sin sustancias liberadoras de histamina).

Homeopatía

«No hay suficiente evidencia para recomendar la homeopatía como tratamiento en pacientes con FM (Grado C de recomendación en contra)» (Ministerio de Sanidad, 2011, España).

Las revisiones de los estudios realizados con esta pseudociencia del siglo XVIII (Samuel Hanneman, 1789) son que la homeopatía no ha probado su eficacia en ninguna enfermedad concreta. En el caso específico de la FM, una revisión sistemática publicada en 2010 sobre el tratamiento homeopático encontró 4 estudios con resultados en apariencia positivos, pero que no se consideraron fiables por su escaso rigor metodológico (estudios no válidos). Conclusión: no está demostrada su eficacia.

Suplementos dietéticos y nutricionales

Un metaanálisis de 2010 sobre terapias naturales a base de suplementos dietéticos o nutricionales encontró algunos estudios aislados en que la mejoría en algún parámetro no era superior a la de un placebo (inerte). Conclusión: no está demostrada su eficacia. Mencionaré 4 suplementos dietéticos con insuficiente evidencia para que afirmen que son eficaces y recomendables para la FM. Siempre digo lo mismo: «Primero demuéstrenlo y luego promociónenlo, en lugar de publicitarlo sin suficientes pruebas científicas».

- Capsaicina. Es una oleorresina de los pimientos picantes (p. ej., el chile) Como analgésico, se utiliza en parches transdérmicos para el tratamiento del lumbago (lumbalgia). Se investiga en algunos tipos de dolor neuropático, porque produce liberación de la sustancia P que podría explicar un supuesto efecto de

desensibilización al dolor.
- S-Adenosil Metionina. En Estados Unidos, la SAM se vende como un suplemento nutricional. Un estudio en ratones con Alzheimer mostró que los suplementos de SAM impedían el daño oxidativo y el deterioro cognitivo, pero este producto se encuentra solo en fase experimental. No es nada relevante para la FM.
- Antocianinas. Son pigmentos vegetales de estructura flavonoide y supuestas propiedades antioxidantes, pero sin utilidad clínica demostrada.
- Soja. Es una planta leguminosa cuyas semillas son ricas en isoflavonas a las que llamamos fitoestrógenos (estrógenos vegetales) usados para los sofocos en la menopausia, cuando el tratamiento hormonal está contraindicado.

Dieta sin gluten

Ha demostrado ser un eficaz tratamiento (que consigue la remisión total de los síntomas o su mejoría) en un tipo de pacientes con FM: aquellos en los que el cuadro clínico es motivado por la presencia de una enfermedad celíaca no diagnosticada o una sensibilidad al gluten no celíaca.

He recibido pocas preguntas relacionadas con la intolerancia al gluten como causa de FM. Esta es una de ellas: «Estoy haciendo dieta sin gluten, mandada por un reumatólogo nuevo del que me han hablado muy bien y que trabaja en la Seguridad Social». Además, en su consulta me planteaba un problema de estreñimiento por parches analgésicos (opiáceos). ¿Qué laxante me haría menos daño? Antes de ponerme estos parches, yo no estaba estreñida y ahora me duele hasta el recto incluso por dentro» (Chelo Villarín, mi foro de Facebook, enero de 2017, Madrid).

Dieta sin alimentos liberadores de histamina
«Los 3 pilares básicos del tratamiento son: dieta, reducción del estrés y bajo consumo de fármacos. Con respecto a la dieta, las medidas se basan en la exclusión de alimentos liberadores de histamina (previa realización de una analítica) y su sustitución por alimentos diferentes con características proteico-calóricas similares» (Dra. Yesenia Tordecillas, Clínica Quirón Salud, 2017, Sevilla).
Me sorprendió leer, en una entrevista, la importancia que esta

médico con experiencia clínica en la FM atribuye a la teoría de la histaminosis. Como he explicado (capítulo 6º), este es un aspecto todavía en fase de estudio sobre sus implicaciones para la FM. Por supuesto, nadie debe obsesionarse con esta hipótesis experimental de la exclusión de alimentos liberadores de histamina ni tampoco con tomar suplementos de DAO (diaminooxidasa, que oxida la histamina), porque todavía no está demostrado que sea recomendable en la FM. Yo no la contemplo como un mecanismo causal global de la FM, sino que solo podría explicar algunos síntomas por vasodilatación e inflamación histaminodependientes. En cualquier, caso hay que estar a la expectativa por si aparecen progresos en esta línea de investigación.

11.4   Métodos físicos que se autodenominan alternativos

«Hace 10 años fui a hacerme acupuntura para el dolor de la FM, pero no me hizo efecto. Además, como tampoco mejoraba del cansancio, un médico me recetó triptófano, pero tampoco me hizo efecto» (Pepi Calaf Sorli, mi foro del Facebook, setiembre de 2016, Barcelona).

Las autollamadas terapias alternativas primero deberán demostrar que son mejores que los tratamientos aceptados y recomendados por las autoridades sanitarias. Solo después podrán utilizarse en las enfermedades para las que hayan demostrado eficacia y seguridad. Estos son algunos de los métodos de naturaleza física que se han promocionado para la FM, pero sin evidencia demostrada. De modo que, hoy por hoy, solo son pseudoterapias físicas.

- Acupuntura.
-   Biomagnetismo.
- Camas de infrarrojos.
-   Ozonoterapia.
- Cámara de oxígeno hiperbárica.
- Terapia de andulación.

Acupuntura

«En algunos estudios se observa un pequeño efecto analgésico, pero puede ser debido a un sesgo (error). No hay suficiente evidencia para recomendar la acupuntura como tratamiento en pacientes con FM, aunque algunos estudios demuestran una leve mejora del dolor en estos pacientes» (Grado C). Ministerio de Sanidad (2011 España).

¿Cuál es mi comentario sobre estas recomendaciones oficiales? En primer lugar, el hecho de que las autoridades no lo recomienden no quiere decir que lo prohíban, si bien, en este caso, el grado C de recomendación es «en contra». En segundo lugar, siempre es posible que haya algún enfermo de FM que afirme haber obtenido una mejoría transitoria. Sin embargo, eso no es suficiente para recomendarlo. Es muy sencillo: si estudios clínicos de calidad llegaran a demostrar que la acupuntura —o cualquier otro método— aporta mejoría significativa a la calidad de vida de los enfermos con FM, sin duda será reconocida como de interés terapéutico y pasará a ser una técnica con recomendación oficial.

Ciertamente, un médico científico nada tiene que ver con alguien que cree en fantasías que, como explica un reumatólogo experto, «se basan en la premisa de que existe una energía vital que fluye por todo el cuerpo a lo largo de canales meridianos esenciales para mantener la salud y que la enfermedad se produce por un desequilibrio de esa energía » (Dr. Cayetano Alegre de Miquel. H. Vall d´Hebrón, Barcelona).

¿Tengo alguna experiencia con un defensor de la acupuntura para la FM? Sí. «Buenas noches, doctor. Perdone que le contradiga, pero la acupuntura si funciona para el tratamiento de la FM y es muy efectiva. Para muestra, le dejo este artículo donde especifica que sí hay estudios que comprueban su eficacia» (A.S., mi canal médico de Youtube, junio de 2017).

Leí el artículo de inmediato y este es un resumen de mi respuesta: «En este estudio se demuestran 2 datos. Uno es el efecto placebo (la fe del paciente en creer que va a mejorar) inherente a quien recurre a la acupuntura. El motivo es que ambos grupos de pacientes del estudio (los sometidos a acupuntura real o verdadera, pero también los del grupo de acupuntura falsa o simulada) mejoraron algo su sintomatología. Otro dato es que el efecto de la acupuntura real es superior al efecto de la falsa, ya que con la técnica verdadera se obtuvieron mejores puntuaciones en las escalas de evaluación clínica (VAS, BDI y FIQ) a 1 y 2 meses. Pero es poco tiempo y escasos pacientes».

Por todo lo anterior, esta fue mi conclusión: «La evidencia científica a favor de la acupuntura, para mejorar el dolor de la FM, es discreta, por lo que no tiene alta recomendación, ya que hay otros tratamientos mucho más eficaces. No obstante, en algunos pacientes con FM hiperalgésica (con gran predominio del dolor), podría ser un coadyuvante del tratamiento médico principal, pero solo si son enfermos bien dispuestos y que no abandonen la pauta oficial de su médico». Debo mencionar que, pese a mi esfuerzo por exponerle los argumentos de la ciencia médica, el defensor de la acupuntura nunca me respondió.

Biomagnetismo: ¿magnetoterapia con campos magnéticos?

«Me han recomendado el biomagnetismo, pero no sé lo que es ni lo qué hay que hacer para recibirlo. ¿Me puede ayudar? Muchas gracias, doctor», me pregunta Pura Álvarez Boimorto en mi canal médico de Youtube en junio 2017.

«A mí me ha ido muy bien con el biomagnetismo. ¿Puede llamarme por teléfono y se lo explico en privado?», le comenta una anónima, para venderle el producto con el consabido truco del «yo lo probé y me curé».

«He bloqueado a esa vendedora sin escrúpulos que intentaba convencerla con el fraude del biomagnetismo. ¡No hagan caso a estas personas que se aprovechan de su buena fe, desesperación y desconocimiento del tema!», le notifiqué y aconsejé a Pura.

¿Qué es el biomagnetismo? También se le llama terapia magnética o magnetoterapia, lo que significa ni más ni menos que terapia con imanes (campos magnéticos estáticos). Es un acto de fe en un credo sin evidencia científica, ya que no está demostrado que exponer ciertas partes del cuerpo a estos imanes permanentes tenga ningún efecto beneficioso para la salud. Tampoco se ha comprobado que curen ni alivien la FM ni ninguna otra enfermedad.

Las muñequeras magnéticas son ineficaces en el tratamiento del dolor, la rigidez y la función física en la artrosis. Cualquier beneficio que se les atribuya se debe a un simple efecto placebo (si usted cree, a veces su mente reduce algo la percepción del dolor). Por eso, en Estados Unidos, está prohibido utilizar afirmaciones de beneficio médico en la publicidad de este fraude. Y, por eso, pidió «explicarlo en privado».

Las siguientes palabras del fisioterapeuta Rubén Tovar son demoledoras: «Las presunciones terapéuticas para los campos magnéticos son muy antiguas y cobraron gran reputación con el mesmerismo, del cual surgieron los terapeutas magnéticos que recorrían los pueblos a principios del siglo XX colocando imanes en el cuerpo. La magnetoterapia actual se ha revestido de un halo más científico, pero no ha mostrado tener efectos terapéuticos. En los estudios donde sale mejor parada es en los de la "aceleración" de la consolidación ósea en fracturas. Pero siguen vendiéndose, a precio de caviar, colchones y toda clase de artilugios en ferias y reuniones de vendedores de crecepelo ensalzando las bondades de unos supuestos campos magnéticos milagrosos que emiten o regulan las ondas alfa y no sé cuántas chorradas (estupideces) más» (Comunicación personal para este libro, Madrid, enero 2018).

Camas de rayos infrarrojos

«Estas camillas se hicieron bastante famosas entre las fibromiálgicas, porque se habilitaron espacios para que fueran a probarlas gratis. ¿Dónde estaba el truco? Pues que estas empresas ofertaban la posibilidad de utilizarlas a diario. Las potenciales clientas se tumbaban y se relajaban un rato con el calorcito, mientras el rodillo subía y bajaba. El comercial les relataba sus enormes beneficios y, pasados unos días, empezaban a presionarlas para que se compraran la suya propia al módico precio de 5000€. Y vaya si vendieron, pero a base de falsas promesas, porque nadie en su sano juicio se gastaría ese dinero en una manta eléctrica y un rodillo» (Rubén Tovar, comunicación personal, Madrid, enero 2018).

Ozonoterapia

«No hay suficiente evidencia para recomendar la ozonoterapia como tratamiento en pacientes con FM (Grado D de recomendación en contra)» (Ministerio de Sanidad).

El ozono médico se produce a partir de oxígeno medicinal y está formado por una mezcla de ozono (un 5%, como máximo) y de oxígeno (un 95%) que se proporciona al paciente por diferentes vías de administración. ¿Con qué fin? Una marca de oxígeno líquido lo promocionaba con el siguiente mensaje publicitario: «Incrementa la concentración de oxígeno tanto dentro como fuera de la célula», con lo que daba a entender que su efecto oxigenante debía ser algo bueno para la salud. Por eso, se ha publicitado en diversas enfermedades (cáncer, esclerosis múltiple…).

Pero no hay ninguna prueba a su favor. No existen estudios fiables publicados en revistas científicas de prestigio que respalden el uso del ozono como un tratamiento médico recomendable. Y, por otra parte, hay evidencias de que el ozono resulta perjudicial para los tejidos humanos. En lo único en que sí parece tener cierta utilidad real es en el tratamiento de la hernia discal lumbar, pero no en la FM.

11.5   ¿Cámara de oxígeno hiperbárica?: tan inútil como cara

«Oxígeno líquido, cámara de oxigeno hiperbárica y muchas más, de todo eso probé, quitándome el dinero que no tenía. Hasta vergüenza me da reconocer que caí en el engaño. Nada me curó. Al contrario, empeoré y llegué a estar desahuciada por creer en los que hablan de los milagros de la medicina natural, de la que dicen que cura todo» (Reyna Elizabeth Andrade, mi canal médico de Youtube, enero 2017, California, EE. UU.).

En 2016, una noticia se distribuyó por todos los grupos de FM, con titulares propios de las webs sensacionalistas: *Nuevo descubrimiento logra curar la FM*, era uno (#total.cure.xyz). *Un nuevo tratamiento israelí ayudó al 100% de los pacientes en un nuevo estudio*, era otro (#healthaidus.org). *Ultima hora, cámara de oxígeno hiperbárica trata y cura la FM*, decía uno más (#healtf127.xyz), dando la impresión de que era el fin de la FM. No es raro, pues, que muchos grupos de FM me consultaran sobre la credibilidad de la noticia, para evitar distribuirla entre sus miembros.

Cámara de oxígeno hiperbárica

Se referían a un compartimento de forma tubular y en fase experimental, en el que los enfermos de FM son introducidos para aplicarles oxígeno puro a muy alta presión (2 veces la presión atmosférica), en unas 5 sesiones semanales de 90 minutos y durante unos 2 meses. La hipótesis (basada en la teoría de la neuroplasticidad) era que el aumento de flujo de oxígeno al cerebro repararía las neuronas disfuncionales en las áreas de la percepción del dolor en la FM. Aquello me pareció descabellado, y así me lo confirmó la falta de estudios clínicos controlados que demostrasen su prometido beneficio para la FM.

Incluso, en #change.org, encontré una recogida de firmas para presentar una solicitud a la Consejería de Sanidad de la Junta de Andalucía (España), con el lema: Tratamiento con cámara hiperbárica para los enfermos de FM. ¡Firma la petición!

Aquella farsa estaba movilizando a bastantes personas que, o bien ignoraban la verdad, o bien formaban parte de una trama comercial. Podía haber sido un negocio redondo y muy costoso para la sanidad pública: «Con esta petición deseamos conseguir no sólo que los enfermos de S. Fernando (Cádiz, España) puedan recibir este tratamiento, sino que todos los enfermos de FM del país puedan beneficiarse, sin que ello suponga coste alguno para los enfermos», se leía.

11.6   ¿Terapia de andulación?: no es la anulación del dolor

«La andulación puede aliviar dolores al aplicar calor en zonas
doloridas y procurar un ligero masaje, pero no es sostenible que cure
ni procure mejoras significativas en las enfermedades que se
exponen en la página de HHP (siglas de la empresa), al menos no
más de lo que pueda hacerlo una manta eléctrica o un masaje, que
son mucho más baratos que estos aparatos» (Rubén Tovar Ochovo,
fisioterapeuta y coeditor del blog #Fisioterapia sin red, que trata de
desvelar todo tipo de tratamientos ambiguos o sin base científica,
Madrid 2017).

En abril de 2017, una crónica periodística de Jordi Sabaté (La terapia de
andulación contra el dolor crónico: ¿alivio eficaz o marketing para vender
aparatos caros?), en la que se entrevistaba a Rubén Tovar, nos aclaraba las
verdades y mentiras de esta técnica. «Recientemente publicitada por
algunos personajes famosos (David Ferrer, Nani Roma, Javier Sardá, Ana
Belén y Víctor Manuel, Miguel Ríos, Santiago Segura o Álex Crivillé)
como una solución paliativa a sus molestias», se leía.

Poco después, con motivo de mi publicación de un video de denuncia
sobre lo infundado del magnesio, una persona me preguntaba: «Buenas
tardes, doctor. Mi hija tiene 29 años y padece FM. Le hicieron una
demostración de una máquina de andulación, y, como es muy cara, me
gustaría saber su opinión. ¿Merece la pena comprarla?» (Esther Rua Fra,
mi foro de Facebook, 2017, Alicante). En pocas pero contundentes palabras
le respondí: «¿Andulación para la FM? Es tirar su dinero y sufrir otra
decepción más. Es sólo una camilla especial que emite calor con infrarrojos
y masaje con vibraciones suaves. Quien le afirme que es beneficioso para
la FM es un mercader sin escrúpulos, porque no está demostrado».

Terapia de andulación

Es un término engañoso que puede hacer pensar que es la anulación del
dolor. No hay estudios clínicos controlados que demuestren que la
vibración con calor, que es lo único que proporciona la camilla de

andulación, tenga utilidad alguna para la FM, más allá de aplicar un suave masaje y calor local. Ni la causa primaria de la FM ni su dolor crónico generalizado ni la falta de evidencia científica práctica justifican su empleo para el paciente con FM.

Que la empresa fabricante Home Health Products (HHP) insinúe que puede producir mejoras tanto en la osteoporosis como en la diabetes de tipo II, pasando por el mal de Parkinson, la obesidad, la ataxia cerebelosa, la esclerosis múltiple, la fecundación in vitro y la FM, entre otras, no tiene la más mínima justificación clínica. Y eso sin entrar en lo que dice el periodista sobre el precio: «Parece estar entre los 2500 y los 3600€, aunque desde la web de HHP evitan en todo momento especificar precios y solo piden que dejemos nuestros datos para que contacten con nosotros».

Rubricando lo dicho, están la ciencia y la ética de las palabras del fisioterapeuta Rubén Tovar, en la citada entrevista: «El trabajo de meses de un fisioterapeuta no puede delegarse en una máquina. El marketing de la empresa parece dirigido a personas con dolores crónicos, como la FM, que son difíciles de paliar, por lo que estos enfermos se acogen a cualquier tratamiento que les procure una esperanza de alivio. En este sentido, la andulación se podría ubicar en todo un grupo de tratamientos que se aprovechan de la desesperación de determinados colectivos».

11.7   ¿A quién no debe creer cuando le hable del tratamiento de la FM?

«Doctor, yo tomo 3 medicamentos (escitalopran, Placinoral y Palexia). De ellos, el único que ahora me calma un poco los dolores es Palexia. El problema es que me han dicho que tiene efectos secundarios muy malos. ¿Usted qué opina?» (Carmen Baena Galindo, mi foro del Youtube, abril de 2017, Málaga).

¿Le han dicho? ¿Quién? ¿Era médico? No cabe duda de que el «me han dicho» es muy pernicioso en los pacientes tratados con medicamentos, porque si alguien ajeno a su médico le dice que «ese medicamento tiene graves efectos secundarios», es obvio que el enfermo se asustará y podría dejar de tomar el fármaco prescrito, con el consiguiente riesgo para su salud.

El de Carmen es un ejemplo muy habitual, porque los que viven del cuento de la medicina alternativa se han encargado de desprestigiar los medicamentos, presentándolos como químicos tóxicos que perjudican nuestro organismo. Es una estupidez, porque la naturaleza es también química y física. ¿Hay que hacer caso de estos comentarios? No. «Palexia (tapentadol) es un analgésico opiáceo que resulta útil en el dolor neuropático de algunos pacientes con FM. Hay otros más estudiados (tramadol), pero, si Palexia es lo único que le calma, no haga caso del "me han dicho", porque nadie salvo su médico de confianza es quien tiene que darle esa información. Confíe en su médico», le expliqué a Carmen.

Un enfermo jamás debería hacer caso de informaciones procedentes de otras personas que no sean el médico responsable de su tratamiento. Unas veces lo hacen con la voluntad de dar un consejo bienintencionado, pero otras muchas, con fines ajenos a la salud del paciente. Por eso, en la actual sociedad de la información —y desinformación—, el enfermo debe saber de quién no debe hacer caso cuando le hable de tratamientos médicos.

¿Qué tipos de noticias terapéuticas no debe creer? Como regla general, no acepte consejos de quienes no sean médicos o titulados en Ciencias de la Salud (psicólogos, fisioterapeutas o enfermeras). Y mejor acéptelos de los de ética y profesionalidad reconocidas.

Por consiguiente, en principio, no crea a:

- Personas y empresas privadas que comercializan productos para la salud.
- Webs de noticias médicas sin supervisión del rigor informativo (por un sanitario).
- Titulares sensacionalistas que garantizan resultados 100%, esto es, la total curación con una sola terapia o producto.
- Información publicitaria-comercial de remedios milagro.
- Familiares, amigos y otras personas de su entorno, que le aconsejan con buena fe, pero que no han estudiado Medicina ni tienen en cuenta que cada paciente es distinto.
- Testimonios curativos de falsos enfermos vinculados a la venta de un producto o aparato, que fingen haber superado la FM, y le venden su pseudoterapia de sanación.

He aquí algunos ejemplos de titulares de noticias o videos sobre la FM que no debe creer:

- Me diagnosticaron FM. Mi bendición.
- FM: remedios caseros.
- Alimentos que combaten la FM.
- Los 8 remedios naturales para tratar la FM.
- ¿Cómo se relaciona la FM con el metabolismo?
- Medicina biomolecular para la FM (¡no existe!).

Sobre este tema, he recibido muchos sinsabores de las personas cuyas falsedades critico, pero el aprecio de muchos pacientes me anima a seguir esta de defensa del enfermo: «A mí me interesan siempre sus mensajes y comentarios. Es el único médico que se ha involucrado en nuestra enfermedad y nos ha abierto los ojos ante tanto fraude y tantas medicinas qué no sirven para nada. Usted ha sido el único médico al que le hemos importado algo y por todo eso le estaré siempre agradecida» (Dolores Luna Pozo, mi foro de Facebook, octubre de 2017).

Por su bien, mi consejo es el que postula la Asociación Estatal de FM y Enfermedades Crónicas del Sistema Nervioso: «Consulte a su médico (de confianza, añado) y olvídese de los falsos tratamientos milagro».

E.1 Las claves curativas para la FM: el diario de Gina López Braña

«Respecto a la pregunta que me hizo sobre ¿cuál pienso que es la causa de la FM?, creo que, aparte de tener predisposición genética, por lo menos en mi caso es debida a sobrecargas familiares y a que sobrepasamos el límite de la barrera emocional, malos tratos por mi madre desde que nací, ser la mayor de 6 hermanos, todos seguidos, y tener que ser la responsable, tener una hija con 18 años, bullying en el trabajo, múltiples pérdidas traumáticas (como la muerte de mi padre y mi amiga en un mes antes de cumplir los 24 años), después tener que cargar con mi madre enferma y mala (solo malmetía entre hermanos) y seguir siempre encargándome de los demás sin ayudas. Todo hasta que dices "basta" y solo cargas con tus hijas y lo tuyo que ya te llega y te sobra.

Además, lo agrava la mala atención médica, porque te tratan de lo que no tienes: en fisioterapia te mandan al *lokero* (psiquiatra), etc. También, a los 30 años, que es cuando se desencadenó mi FM y me diagnosticaron un cáncer de útero por el papiloma, el médico me preguntó "si iba con hombres", a lo que le respondí que "con mi marido" (desde los 15 años) y, entonces, sonrió y me preguntó "¿Pues su marido va con mujeres?", lo que me produjo una fuerte depresión y se desencadenó todo: la FM y fatiga crónica. De los médicos que visité, solo uno me dijo que "la FM es como una enfermedad de ricos, porque requiere muchos cuidados, como jacuzzi y el ejercicio que cada uno pueda hacer, etc., pero que con la fatiga me era imposible. De esto hace 20 años.

Con el tiempo, he aprendido mucho y ahora surgen más problemas que complican la existencia, pero, con calma y en manos de buenos profesionales, es posible tener mejor calidad de vida. Pero esto no está al alcance de todos, porque si una va por la Seguridad social, se puede morir o quedar en silla de ruedas. Gracias a dios, puedo permitirme pagar una mutua, con sus fisios. También, después de liberarme de cargas, una va conviviendo con la FM. De hecho, poder caminar y no estar rota de dolor desde que me levanto hasta que me acuesto, ya es mucho para mí. Así que confío en que podré estar algo mejor con el tiempo».

El testimonio de Gina incluye todos los ingredientes de la FM analizados en el libro. Miles de casos similares en mis archivos solo pueden llevar a las conclusiones proclamadas. Pero ¿cuáles son las más relevantes?

Veámoslo, haciendo un paralelismo con lo que me explica la enferma.

La causa universal de la FM es el distrés emocional.

Este desbordamiento de la enferma es el resultado de la acumulación de sobrecargas y tensiones múltiples a lo largo de su vida. Su distrés causante de la FM es la incapacidad para afrontar la situación crítica a la que ha llegado su existencia. Esa respuesta desadaptada al estrés crónico acumulado es la que desencadena todos los síntomas de la FM a través de la disfunción simpática del sistema nervioso vegetativo.

- La concausa 1 (factor predisponente) es variable para cada persona. En el caso de Gina, la carga de predisposición genética es desconocida, pero la carga tóxica familiar y los consiguientes rasgos de personalidad son inconfundibles.
- La concausa 2 (factor desencadenante) es psicogénica. En este caso, es una reacción depresiva desencadenada por los improcedentes comentarios del médico. Esta fue la gota que colmó el vaso, hasta exclamar un «¡basta ya!». En otros casos, la concausa 2 es somatógena (patología crónica dolorosa previa y no aliviada).
- La incomprensión del médico agrava el proceso. Los incorrectos comentarios de los terapeutas también han contribuido a mitificar la FM como una enfermedad más difícil de aliviar o curar de lo que es realidad. Aquél médico de Gina se equivocaba: ni es una enfermedad de ricos (por los muchos cuidados requeridos) ni es una patología banal de hipocondríacos que no tienen nada mejor que hacer que quejarse y exagerar su dolor.
- «Tener mejor calidad de vida es posible». Nos lo asegura Gina, matizando: «Siempre que se esté en manos de buenos profesionales». Con ello, realza la necesidad de mejorar la formación de los médicos en FM, así como la coordinación del equipo terapéutico.
- La importancia de los fisioterapeutas y el ejercicio terapéutico antiFM. Los profesionales de la rehabilitación han desempeñado

un papel esencial en la recuperación de Gina. Este libro reivindica al poco valorado «fisio» como pilar clave para que el enfermo se beneficie de lo mucho que le aportará la actividad física programada.

- Aprender a convivir con la FM es imprescindible para la mejoría clínica. Gina ha aplicado esta receta típica de los consejos de autoayuda y de la sabiduría de la experiencia. Ha aprendido que debía irse liberando de las cargas de todo tipo que la abocaron a un estrés existencial insostenible. Ha soltado lastre y lo nota sobremanera.

- Una actitud proactiva de la enferma es trascendental para la curación de la FM. Ésta solo será posible en personas voluntariosas que, como Gina, trabajen en su mejoría y se conformen con algo tan sencillo como lo que nos dice: «Caminar y no estar rota de dolor ya es mucho para mí».

- Una actitud pasiva del paciente es de muy mal pronóstico para la curación de la FM. Y salvo que cambie de actitud (con la información y enseñanzas que se le faciliten), nada se podrá hacer con quien solo aspire a que la curación le venga desde fuera. Ningún paciente debe esperar que la investigación traiga la cura de la FM, en el sentido de que un día se disponga de un medicamento capaz de curar la FM sin esfuerzo y que suprima el dolor de la noche a la mañana. Eso jamás existirá en esta enfermedad.

E.2   Curarse es posible: ¿es usted el prototipo del enfermo curable?

La desaparición (total o parcial) de los síntomas de la FM es una realidad alcanzable en algunos enfermos. Los pacientes proactivos (que aplican los consejos de autoayuda), voluntariosos (que hacen ejercicio terapéutico pese al dolor y cansancio) y comprometidos con su médico en colaborar en todo su proceso terapéutico integral, en manos de buenos terapeutas, tienen todas las cartas para conseguir el objetivo.

¿Es curable, entonces, la FM? Sí, pero expliquémoslo según la enfermedad evolucione en brotes (cíclica) o de forma continuada (permanente).

- FM evolutiva en brotes o ciclos (enfermo en fase fibromiálgica). Se puede superar el brote de FM. Es, ni más ni menos, lo que la Medicina hace con otras enfermedades como, p. ej., la depresión crónica recurrente, la úlcera péptica estacional, las crisis de epilepsia, los brotes de lupus o la recaída circunstancial de un alcohólico o un drogadicto. ¿Curar la FM implica que jamás volverá a tener un brote? No, pero, desde luego, disminuirá el riesgo de recaer de forma significativa, y, si reaparece, se estará en mejores condiciones de atajarla, gracias al aprendizaje cognitivo y el resto de ayudas terapéuticas (médico, fisio y psicólogo).
- FM cronificada (enfermo en estado fibromiálgico).

¿Es curable? Sí, pero que las perspectivas sean buenas o malas dependerá de muchas circunstancias. Por eso, en la FM nunca hay 2 enfermos iguales.

¿Quién tendrá buen pronóstico? Quien tenga mejor puntuación en cada uno de los factores que citamos a continuación, entre otros.

- Actitud positiva y luchadora, con bajo grado de catastrofismo (p. ej., debe tener claro que es peor cuanto más se queje y convierta el dolor en el centro de su vida).
- Pocas enfermedades orgánicas causantes de dolor crónico (p. ej., poliartrosis, patología musculoesquelética y reumática).
- Pareja y familia conviviente comprensivas (p. ej., conocen la enfermedad y colaboran con el enfermo en su proceso terapéutico).
- Buena red de apoyo social (p. ej., las amistades saben que la FM

«es real» y saben que «no está en la cabeza», que no es un enfermo imaginario)
- Buen ambiente laboral (p. ej., el enfermo se encontraría bien con su retorno al trabajo).
- Aceptable nivel de vida sin carencias graves (p. ej., que la economía doméstica no sea un grave factor de preocupación por atravesar serias dificultades financieras).
- Aprendizaje cognitivo conductual antiFM recibido del psicoterapeuta (p. ej., saber y aplicarse las técnicas aprendidas para modificar su exagerada percepción del dolor y la enfermedad).
- Autoaplicación de los consejos de autoayuda antiFM (p. ej., relajación, meditación y planificación de sus objetivos y actividades, etc.)
- Aprendizaje farmacológico antiFM recibido de su médico de familia (p. ej., saber y tomar los medicamentos que a usted le funcionan mejor).
- Aprendizaje de los ejercicios aeróbicos antiFM enseñados por el fisioterapeuta (p. ej., saber el tipo de ejercicio o actividad que le resulta más útil en su caso particular).
- Aprendizaje del estilo de vida antiFM (p. ej., si ha implantado en su día a día un enfoque más desestresado y en el que encuentra el máximo bienestar).

E.3   El proceso terapéutico… según los 3 tipos de FM

Estos 3 tipos de FM nos permiten definir 3 grupos de enfermos con características clínicas propias y, por lo tanto, con enfoques terapéuticos más específicos. Si personalizamos más los tratamientos de la FM, podremos conseguir más éxitos terapéuticos. Así que ya deberíamos comenzar a preguntarnos: ¿cuál es mi tipo de FM?, así como ¿cuál es el tratamiento integral que mejor me iría?

A la hora de definir el tratamiento más idóneo para cada enfermo, basándonos en el factor desencadenante de su FM, así como en su sintomatología, es decir, combinando las 2 clasificaciones anteriores, esta es mi versión de 2018 de los 3 tipos de FM verdadera y lo que propongo como estrategia terapéutica en cada uno (ver también capítulo 7°).

FM hiperalgésica de concausa incierta - Tipo I
  - Se correspondería con la FM hiperalgésica del Dr. Giesecke.
  - El síntoma principal sería el dolor neuropático generalizado.
  - Psicoterapia cognitivo conductual (esencial).
  - Técnica de relajación (esencial).
  - Actividad física adaptada al paciente (esencial).
  - Farmacoterapia: neuromoduladores con analgésicos (al inicio y luego, según necesidad).

FM somatopsíquica (relacionada con enfermedades físicas crónicas previas) - Tipo II
  - Su factor desencadenante es una enfermedad física de larga duración (años de estrés físico).
  - Psicoterapia cognitivo conductual (esencial).
  - Técnica de relajación (es esencial).
  - Actividad física adaptada al paciente (es esencial).
  - Farmacoterapia: neuromoduladores con analgésicos (al inicio y luego, según necesidad) + Antidepresivos de efecto analgésico (amitriptilina, duloxetina).
  - Se añadirá el tratamiento de la patología física crónica subyacente (muy frecuente la artrosis múltiple).

FM psicógena (relacionada con trastornos psicosociales previos) - Tipo III

- El factor desencadenante es un estrés crónico psicosocial (p. ej., infancia traumática por abusos, maltrato familiar, acoso o estrés laboral, presión social, familia disfuncional, depresiones, tentativas de suicidio o crisis de ansiedad).
- Se correspondería con una combinación de la FM depresiva y la FM somatizadora del Dr. Giesecke.
- Combinaría de 3 tipos de síntomas: depresivos; ansiosos; y somatizaciones múltiples.
- Psicoterapia cognitivo conductual (esencial).
- Técnica de relajación (esencial).
- Actividad física adaptada al paciente (esencial).
- Farmacoterapia: Deberá basarse en psicofármacos antidepresivos con efecto analgésico y ansiolítico (p. ej., amitriptilina) y, opcionalmente, neuromoduladores con analgésicos.
- Se añadirá el tratamiento de la patología psiquiátrica crónica.

E.4   El proceso terapéutico… según los 3 grados de FM

«Los resultados sugieren que las intervenciones psicológicas para la FM son prometedoras y comparables con el efecto a corto plazo que se obtiene con el tratamiento farmacológico» (Informe AQuAS, 2017).

El siguiente es un ejemplo procedente del Ministerio de Sanidad (Medidas para el manejo escalonado del paciente con FM según su grado de afectación, España, 2011). ¿Cuáles son las recomendaciones específicas para cada uno de los 3 grados descritos en el capítulo 4º (Diagnóstico moderno de la FM)?

Lo he adaptado al público general y, en cada caso, menciono el capítulo del libro en que se habla de cada una de las modalidades terapéuticas citadas.

FM leve (CIF*< 39) *Cuestionario de Impacto de la FM (CIF)
- ¿Dónde tratarla? Atención primaria de salud (médico de familia).
- Medidas no farmacológicas.
- Información al paciente (capítulo 7º: decálogo para el paciente).
- Consejos de autocuidado (capítulo 9º: psicoterapias y autoayuda).
- Ejercicio aeróbico (capítulo 10º: ejercicio terapéutico y terapias físicas).
- Fármacos: «Considerar solo si fracasan los autocuidados y el ejercicio físico o mientras estos hacen efecto, en función de la sintomatología predominante».

Esto es muy importante porque con frecuencia se hace todo lo contrario, es decir, solo se prescriben medicamentos, pero ni se informa al paciente ni se le dan los consejos recomendados para la FM.

FM moderada (CIF ≥39 y <59)
- ¿Dónde tratarla? «En función de las necesidades del paciente, recursos disponibles y la formación del profesional, los pacientes de este grupo pueden iniciar el tratamiento en atención primaria o derivarse al especialista». Esto último ha sido lo habitual y este

libro propugna habilitar al médico de familia para que realice esta labor.
- Medidas no farmacológicas.
- Información al paciente.
- Consejos de autocuidado.
- Ejercicio aeróbico supervisado.
- Terapia cognitivo conductual.
- Fármacos: considerar en función de la sintomatología.

FM grave (CIF≥59)
- ¿Dónde tratar? «Tratamiento por personal especializado. Puede ser necesario el tratamiento multidisciplinar». No olvidar que el médico de familia debe coordinar el equipo terapéutico, centralizando la información y evitando las contradicciones frecuentes entre unos especialistas y otros.

E.5   La luz al final del túnel

«Muchas gracias, doctor, por su libro. Seguro que nos ayudará a muchas personas. Yo sí creo en la curación de la FM, pues cada día me encuentro mejor y solo tomo algún analgésico, como cualquier persona. Sufro dolor crónico desde hace 30 años y hace 10 fue diagnosticada de FM. Además, padezco espondilitis anquilosante y depresión crónica. Durante 7 años, tomé pregabalina (Lyrica®), amitriptilina y fluoxetina (Prozac). Hace 3 que pude dejar esa medicación. Practicando meditación, yoga, actitud positiva y comiendo saludable, vivo casi sin dolor durante la mayor parte del tiempo. Ahora es muy moderado y solo me viene en ocasiones, cuando no duermo bien o me sobrecargo de trabajo. Aun así, es bastante tolerable y sin crisis. A través de la meditación, he aprendido a no enfocarme en el dolor, lo cual me ha ayudado mucho» (Estela Suarez, mi foro de Facebook, diciembre de 2017, Mexico).

No podíamos terminar sin el alentador testimonio de Estela, que, además de lo anterior, ha estado en tratamiento con lisdenanfetamina (Vivanse) para su TDAH (trastorno por déficit de atención con hiperactividad). Y, pese a todo, es la encarnación del lema inspirador del libro: la curación es posible.

Pero solo con la mejor formación en FM de los profesionales sanitarios (médicos, psicólogos, fisioterapeutas), sólo con la determinación de las autoridades sanitarias, sólo con la colaboración de los pacientes y su entorno, el lema que propugna el libro será una posibilidad real. Sólo así, el objetivo se podrá conseguir: la curación de la FM hoy.